こんなとき オスラー

『平静の心』を求めて

徳洲会奄美ブロック総合診療研修センター
平島　修

臨床研修病院群プロジェクト群星沖縄
徳田安春

前・諏訪中央病院総合内科／現・福島県立医科大学会津医療センター総合内科
山中克郎

医学書院

| こんなときオスラー ──『平静の心』を求めて

発　行　2019年2月15日　第1版第1刷 ©
　　　　2019年6月1日　　第1版第2刷

著　者　平島　修・徳田安春・山中克郎

発行者　株式会社　医学書院
　　　　代表取締役　金原　俊
　　　　〒113-8719　東京都文京区本郷1-28-23
　　　　電話　03-3817-5600(社内案内)

印刷・製本　リーブルテック

本書の複製権・翻訳権・上映権・譲渡権・貸与権・公衆送信権(送信可能化権を含む)は株式会社医学書院が保有します．

ISBN978-4-260-03692-4

本書を無断で複製する行為(複写，スキャン，デジタルデータ化など)は，「私的使用のための複製」など著作権法上の限られた例外を除き禁じられています．大学，病院，診療所，企業などにおいて，業務上使用する目的(診療，研究活動を含む)で上記の行為を行うことは，その使用範囲が内部的であっても，私的使用には該当せず，違法です．また私的使用に該当する場合であっても，代行業者等の第三者に依頼して上記の行為を行うことは違法となります．

|JCOPY|〈出版者著作権管理機構　委託出版物〉
本書の無断複製は著作権法上での例外を除き禁じられています．複製される場合は，そのつど事前に，出版者著作権管理機構(電話 03-5244-5088，FAX 03-5244-5089，info@jcopy.or.jp)の許諾を得てください．

この本を故日野原重明先生に捧げる。

序

　本書は「近代医学・医学教育の先駆者ウィリアム・オスラー博士の教えを1人でも多くの医療者に知っていただきたい。そして後世に伝えてゆきたい」との思いで、2017年1月から2年間にわたり、雑誌『総合診療』(医学書院)で連載を行った「こんなときオスラー」に加筆しまとめたものである。医療人にとってオスラーという名前は、感染性心内膜炎で耳にする Osler 結節や Osler–Weber–Rendu 病としてなじみのある病態・疾患ではないだろうか。オスラー博士は今から約150年前に活躍した医師であるが、1,000以上もの論文を残し、医療の発展に大きな功績を残している。しかし、オスラー博士が他の医療界の偉人と違うのは、臨床家で、研究家としてだけではなく、医学生・レジデント・看護教育に情熱を注ぎ、教室ではなくベッドサイドで"実際の患者を診ながら学ぶ"医学教育法の大切さを、世界で説いてまわったことである。そしてオスラーという人物の生き方、残した言葉は、今でも医療界の人に多大な影響を及ぼしている。

　医師として、そして社会人としての人格の育成・形成は、大学教育などの大多数を相手に一斉に行う授業形式では難しい。また大学教育の中では、通常は人格の評価が行われることはない。そして6年間医学知識のみ詰め込まれた結果、今や医学のこと以外はほとんど知らない医師や、知らないことを何とも思わぬ医師の数が決して少なくない。しかし、毎日たくさんの患者と接する医師という職業は、患者に合わせた思慮深さが必要であり、社会への興味・関心は、他の職業より必要である。これは、「問診術」の教科書で扱える内容ではない。たとえば、患者が訴える情報(自身の職業など)についての関心が医師に少しあったために

診断に繋がったり、その後の治療をスムーズに行えたという経験は、誰しも1度はあるのではないか。

　本書は、「オスラーの生(なま)の言葉を後世に残したい」という思いから、故日野原重明先生らが翻訳された、オスラーの講演集『平静の心(Aequanimitas)』(医学書院)から、そのまま講演での言葉を抜粋している。医師という職業に生じる様々な陰性感情との向き合い方、患者や同僚とのコミュニケーション、医学者としての学び方、さらに社会人としての成長法、医学教育のあり方、平和への願いなどをテーマに、なるべく身近な症例や事例をもとに、オスラーが助言し解説を加えるという形式をとった。もしかして半ば強引な言葉もあるかもしれないが、少し読み進めてみると、150年前の言葉とは思えない"心に響く言葉"に気がつくと思われる。また、オスラーの言葉だけを先に読んで、その後に事例から読み直すという読み方もできる。そして興味を持った方は、上記の講演集『平静の心』や、オスラーの伝記『医学するこころ』(岩波書店)なども通読していただくことをお勧めしたい。

　オスラーの言葉との出会いが、あなたの人生に"変化"を与えることを期待して……。

**　　私は、私が出会ったすべてのものの一部である。**
　　　　ウィリアム・オスラー

2018年12月

著者一同

本文中のオスラーの言葉、吹き出し部分は、日野原重明・仁木久恵（訳）：平静の心―オスラー博士講演集　新訂増補版．医学書院、2003より引用しています。

著者略歴

平島　修（ひらしま・おさむ）　徳洲会奄美ブロック総合診療研修センター
2005年熊本大学医学部卒。福岡徳洲会病院で臨床研修（うち8ヶ月間は奄美大島で地域医療研修）。2009年より市立堺病院（現・堺市総合医療センター）勤務、2013年より奄美大島での活動を開始。2012年「堺フィジカルクラブ」を発足。現在も全国各地に身体診察のワークショップ「フィジカルクラブ」を届け、全国の医師・医学生の身体診察能力向上に尽力している。患者と向き合うその姿勢は、オスラー先生のベッドサイド・ティーチングの教えを基本にしている。

徳田安春（とくだ・やすはる）　臨床研修病院群プロジェクト群星沖縄
1988年琉球大学医学部卒。沖縄県立中部病院、聖路加国際病院、筑波大学附属病院水戸地域医療教育センターなどを経て、2014年よりJCHO本部総合診療顧問、2017年より現職。総合診療医学教育研究所CEO。筑波大学客員教授。全国の医学生・研修医・医師・看護師・薬剤師・コメディカル・患者教育にエネルギーを注いでいる。オスラー先生をロールモデル（師）として医師人生を全うした故日野原重明先生は、聖路加国際病院勤務時代の元上司。

山中克郎（やまなか・かつお）
前・諏訪中央病院総合内科／現・福島県立医科大学会津医療センター総合内科
1985年名古屋大学医学部卒。米国シアトルでの免疫学研究、国立名古屋病院血液内科/HIV診療、UCSF（カリフォルニア大学サンフランシスコ校）一般内科研修、名古屋医療センター総合内科、藤田保健衛生大学救急総合内科診療を経て、2015年より諏訪中央病院総合内科、2019年4月より現職。幅広い視野と知識・技術を武器に、若手医師の育成や地域医療に貢献している。オスラー先生の著『平静の心』に感銘を受け、その哲学や実践を愛し、学び、自らも実践し続けている。

目次

序 —— iv

臨床上の葛藤 —— 医師と患者のはざまで

1 | 患者に怒りや不安を覚えるとき
　　—オスラーの教え「平静の心」
　　平島　修 —— 2

2 | 看護師とうまく協力して患者の治療を行いたいとき
　　平島　修 —— 7

　　オスラー名言集|1|
　　徳田安春 —— 13

日々の勉学の中で

1 | 生涯学習の態度を身に着けたいとき
　　—「超然の術」と「謙遜の徳」
　　徳田安春 —— 16

2 | 経験の伴った"叡智"を身に着けたいとき
　　—オスラー流！診断エラー防止の学習法とは？
　　徳田安春 —— 21

3 | 本を強力な武器にしたいとき
　　—過去を"無意味な現在"に沈めるな！
　　平島　修 —— 25

4 | 科学を探求するとき
　　—"科学のパン種"で科学的訓練をふくらませる
　　平島　修 —— 30

5 | 医学の歴史を振り返るとき
　　—オスラーに影響を与えたプラトンとヒポクラテスの思想
　　山中克郎 —— 36

　　オスラー名言集|2|
　　平島　修 —— 40

教師と生徒

1 | 医学生を病院で学ばせるとき
　　徳田安春 —— 44

2 | 病院の教育を変えたいとき
　　—改革へのチャレンジ
　　山中克郎 —— 49

3 | 病院でベッドサイド教育を行いたいとき
　　—オスラー流！臨床教育とは？
　　山中克郎 —— 54

4 | 何をどう教えるかに悩むとき
　　—使える知識を持て！
　　平島　修 —— 59

5 | 良き教師をめざす決心をしたとき
　山中克郎——65

　オスラー名言集|3|
　徳田安春——69

進むべき道への迷い

1 | 医師という職業に挫折しそうになったとき
　──オスラーの理想と実践
　平島　修——72

2 | 医師として進むべき道に迷ったとき
　──オスラー流！成功のための4つの秘訣
　山中克郎——77

3 | 進路に悩むとき・1
　──頭デッカチにならない学習のし方
　徳田安春——81

4 | 進路に悩むとき・2
　──心から慕える偉人を選び、その書を系統的に読め
　徳田安春——83

5 | 定年を意識するとき
　山中克郎——87

　オスラー名言集|4|
　徳田安春——91

理想の医師像を求めて

1 | 医師としての資質を見失いそうになったとき
　徳田安春——94

2 | 理想的な医師になりたいとき
　山中克郎——100

3 | 人々の健康を守るために何をすべきか悩むとき
　徳田安春——105

4 | 医師同士の人間関係で悩むとき
　徳田安春——108

5 | 医師として最終的に勝利を収めたいとき
　──医学は「人類への奉仕」である
　山中克郎——112

　オスラー名言集|5|
　山中克郎——117

人生と平和と愛と

1 | 人生に悩むとき
　──医師としてどう生きるか
　平島　修——120

2 世界の平和を願うとき
――医学と科学の狭間で
平島　修――126

3 困難な時代の生き方に悩むとき
徳田安春――132

4 結束 (unity)・平和 (peace)・協調 (concord) のとき
――それは「愛の心（charity）」である
平島　修――135

オスラー名言集 |6|
山中克郎――141

付録

1 医師として生涯続けるべき勉強法
徳田安春・山中克郎・平島　修――144

2 読んでおきたい一般書・観ておきたい映画リスト
徳田安春・山中克郎・平島　修――152

オスラーの生涯と言葉　平島　修――159

あとがき
山中克郎――181
徳田安春――184
平島　修――186

索引――189

〔本文・表紙デザイン：遠藤陽一（デザインワークショップジン）〕

臨床上の葛藤

―医師と患者のはざまで

1 患者に怒りや不安を覚えるとき
オスラーの教え「平静の心」

CASE

患者：50歳、弁当屋で働く女性 Aさん（BMI = 28）。10年来の糖尿病で定期通院している。約2年前から主治医の私は熱心に食事・運動療法を行うものの、コントロールは不良で、HbA1c 8〜9%台で推移していた。そこで減量効果も期待して、1カ月前から余分な血糖を尿に排泄するSGLT2阻害薬を開始し、その効果を楽しみにしていた。
診察前の採血結果は、HbA1c 8.9%（前回8.3%）。
私（採血結果を見て；どうして薬を増やしても効かないんだよ！）
「Aさん、この1カ月いかがでしたか？」
Aさん「先生、あの薬苦くて、すぐに飲むのやめちゃったわ。それよりも、この前テレビで偉い先生が、"糖尿病に青汁が効く"って言ってて、試してみたのよ〜」

　われわれを取り巻く医学は日々進歩しており、医師として最新の情報を取り入れ、実践に活かすことが必要とされる。ゆえに、その知識を得ることが、われわれの最大の興味になることが多く、学会や講演会でも、われわれの知的好奇心を強く刺激する。しかし、患者はどうだろうか？主治医の勧める最新のエビデンスより、人気芸能人がオススメする健康法を好んだり、"胸痛にはニトロペンよりも「救心®（救心製薬）」を飲むと安心する"という患者も少なくはないであろう。
　2年間も主治医を続けてきたにもかかわらず、"自分の指示はテレビのコメンテータに負けてしまうのか！"と落胆し、怒りをぶつけそうになったそのとき、頭の中でウィリアム・オスラー（以下オスラー）の声が聞こえてきた。

臨床上の葛藤―医師と患者のはざま

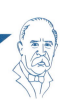

> 穏やかな平静の心を得るために、第一に必要なものは、周囲の人達に多くを期待しないことである。
> 人間とは多種多様の要素が混在した不可解な存在である。物好きで、風変わりで、気まぐれで、かつ空想家でもある。（中略）それゆえ、仲間の人間に対して、限りない忍耐と絶えざる思いやりの心を持つ必要がある。
>
> 「平静の心」の章より

　オスラーの教えのように、人の物事への考え方・価値観は人それぞれであり、相手への過剰な期待は、裏切られた際に大きな心の乱れを生む。必要なのは怒りではなく、思いやりの心である。そう自分に言い聞かせながら、Aさんに共感をしつつ方針を話し合った。

私「Aさん、薬は苦くて飲めなかったのですね。糖尿病の治療は、食事・運動療法が基本になりますからね。食事に気をつけようとされていて、よい心がけだと思います。しかし、残念ですが…」
（と、そっと患者に検査結果を見せた）
Aさん「やだ、悪くなってるじゃない、困ったわね」
私「もう一度この1カ月の生活を振り返って、どうしたらいいか考えてみましょう」
Aさん「そう言えば最近、雨が多くて運動もしっかりできていなかったし、雨の日でもできる運動を考えてみます。ちょっと苦いけど、先生が勧めてくれたお薬を飲んでみますね！」

　糖尿病は主治医である私ではなく、患者であるAさんの病気であるから、「なぜ、私が出した薬が飲めないのですか！」と怒りを患者にぶつけるよりも、治療の必要性を落ち着いて説明したほうが、患者の疾患に対する考え方は修正しやすい。Aさんは糖尿病に対する理解と治療への意欲はあるため、患者の訴えを尊重しつつ、患者自身に問題解決法を導き出してもらうよう、感情的にならず対応をした。

次回の定期受診を楽しみにしていた3週間後、救急外来の当番をしていると……。

救急隊　「朝から右上下肢麻痺・ろれつ障害を訴える50歳、女性。名前はAさんです」
私　（もしかして脳梗塞!?　そう言えば、SGLT2阻害薬の処方の際に、しっかり水分をとるように説明していなかった……）
Aさんはごく軽度の右上下肢麻痺、構音障害を認め、MRIで「左基底核のラクナ梗塞」と診断。

　病気は不確実性のなかで起こるもので、因果関係が疑われても、確定できるもの、できないものがある。この患者の場合、脳梗塞は糖尿病の大血管の合併症で発症したかもしれないし、SGLT2阻害薬により糖の尿排泄が促進し、浸透圧利尿よる脱水が脳虚血を起こしたのかもしれない。

　新しい薬剤の使用開始時に、予測される副作用を十分説明できていなかったこと、そもそもこの患者にSGLT2阻害薬が本当に必要だったかどうかについて内省し、冷汗が流れるのを感じていると、頭の中でオスラーの声が聞こえてきた。

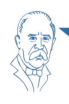

確実に失敗すると思われるときにも、信念や正義のためには諸君の理想を曲げずにいてほしいと思う。
悲しいことだが、諸君は将来失望に見舞われることもあるだろう。もちろん、この職業につきものの心配事や不安から免れることはできない。だが、たとえ最悪の事態に陥っても、勇敢に立ち向かっていただきたい。（中略）敗北に終わる闘いもあり、苦しい闘いに耐えなければならない者もでるだろう。そのときまでに、不幸にめげない明るい「平静の心」を身につけておくことが望ましい。

「平静の心」の章より

Aさんの脳梗塞は、動脈硬化によるものか、脱水によるものかは「原因不明」だった。「原因不明」という言葉は、原因が追究できない、あるいは、原因を確定する手段がないことを意味する。Aさんに対してはこの2年間、もっと早期から指導を強化して厳密な血糖コントロールをしておけば、脳梗塞は予防できたかもしれないし、SGLT2阻害薬導入時にしっかり水分をとるように指導しておけば、脳梗塞は起きなかったかもしれない。

　病気の発症は不確実性が存在するため、すべての事象において医師が介入したから、あるいはしなかったため起こった、と考えることもできる。オスラーはこの不確実性から、「医師は心配事・不安から免れることができない」と伝えているのであり、そのために、「揺るがない信念と、平静の心を持って立ち向かうべき」と伝えてくれているのである。

Aさんは入院のうえ、SGLT2阻害薬は中止、抗血小板薬を開始し、リハビリ加療を行った。入院加療により後遺症をほとんど残すことなく退院となった。
退院1カ月後の外来にて。HbA1c 6.8%。
私　「Aさん、すっかり麻痺は良くなってよかったですね。脳梗塞の原因が、もしかすると薬の副作用かもしれず、お薬の話を十分できていなかったことを深く反省しています」
Aさん　「何を言ってるのよ、先生！　先生のような人に一生懸命診てもらえることに、とても感謝しています。これからもよろしくお願いします」

　医療を提供される患者も、提供する医師も、人間であり、そして医療とは心の通ったヒトがなす行為である。マニュアルどおりに実践しても、患者は思うように改善しないこともあるし、医師もすべての可能性を数式で計算して提供できるわけではない。最も必要なのは、病気という不確実な自然現象と、1人ひとり考え方の違う患者というヒトに対する謙虚な気持ちであると私は考える。

「深く反省しています」という謙虚な気持ちで向き合うと、Aさんからは怒りではなく、「感謝」という気持ちが返ってきた。
　医療は患者との信頼関係で成り立つものであるが、特に急性に起こる疾患時は、医師-患者関係を翻弄させる。オスラーは、その中心に必要なのは「平静の心」であると教えてくれるのだった。

（平島　修）

2 看護師とうまく協力して患者の治療を行いたいとき

患者 A：畑仕事を行う、元気な 90 代、男性。
前日から続く腹痛を主訴に来院した。来院時 38℃ 台の発熱、右季肋部に圧痛を認め、採血で肝胆道系酵素上昇、腹部 CT で総胆管の拡張および下部胆管に結石が疑われ、総胆管結石、急性化膿性胆管炎と診断。本人・家族へ、緊急で内視鏡的逆行性胆管ドレナージ術（ERBD）の説明を行ったところ……。
患者 A「もう年なんだから、苦しいことはしないでくれ！」

患者 B：認知症のため発語はほとんどない、全介助の 90 代、男性。
前日から続く腹痛を主訴に来院した。来院時 38℃ 台の発熱、右季肋部に圧痛を認め、採血で肝胆道系酵素上昇、腹部 CT で総胆管の拡張および下部胆管に結石が疑われ、総胆管結石、急性化膿性胆管炎と診断。本人・家族へ、緊急で内視鏡的逆行性胆管ドレナージ術（ERBD）の説明を行ったところ……。
家族 B「先生、お任せします。なんとかしてください。とにかく助けてください！」

　高齢者医療では、医学・医療だけの話に留まらず、看護・介護・生活、そして人生について、医療者と患者、そして家族と議論をし、それぞれの患者に合った答えを考えてゆく。CASE ❶-A と ❶-B の症例は、対照的な患者本人・家族の態度を示しているが、そのまま医療者が「わかりました」と言える状況ではない。
　本稿では患者・医師・看護師とはどのような存在であるか、また医師-

患者、看護師−患者、医師−看護師の関係・連携について考えてみる。

> 世の中には特異な人間がいる。つまり、その人の前に立つと誰もが自分の弱さを思い知らされる、といった人達が存在する。医師と看護婦はその良い例である。そのようにひどく癇（かん）にさわる存在であるのに、世の人々はどうして医師や看護婦に好意的な態度を見せるのであろうか。（中略）
> 多くの人は人生の悲劇を見ても見ぬふりをする。いわば、人生を「愚者の楽園」と思い込む。こういう愚かな盲目的状態を打開するには、頭で考えただけでは駄目なのであって、人生の厳しい苦境に直面して初めて眼が開かれるのである。（中略）
> **その時こそ、われわれは人間の苦しみという芝居に立ち会い、その芝居に欠くことのできない脇役、すなわち医師と看護婦の存在を痛切に感ずるのである。**
>
> 「医師と看護婦」の章より

　すべての人は生まれた日から死に向かって毎日を過ごしているが、「死」や「病」を意識して生きることは通常しない。オスラーの言う「人生の悲劇」を見て見ぬふりをして生活し、ある日突然、「死」や「病」が現実的なものであることを突きつけられ、そこに現れるのが医師・看護師である。一方で、毎日次々に病気の患者が目の前を通り過ぎてゆく病院で、医師・看護師はどのような感性をもつべきだろうか？
　105歳で永眠された故日野原重明先生は、「死ぬのは怖くないか？」というインタビューに対して、「恐ろしい……。あなたにそう聞かれるだけで恐ろしい……。もしあなたが、僕と同じように、死を怖いと思っているとすれば、それはごくごく自然な感情です。死を前に取り乱すことは恥ずかしいことでもなんでもありません」[1]と答えていらっしゃる。100歳以上のご長寿で、生涯現役医師であった日野原先生にとっても、死は恐ろしいものであり、取り乱すものなのである。医師・看護師の役

割は病気を治療することであるが、それが毎日の光景であったとしても、患者にとっては突然訪れる、初めて経験する「病」なのである。その恐怖を、私たちも共に感じることがより重要である。

> この大宇宙において、1人の人間は1つの小単位か、あるいは小宇宙であると言えるが、われわれ1人ひとりは先祖の鎖に固く縛られていて、薄弱な意志、強い欲望、気質、頭脳などといった遺産を先祖代々から受け継いでいる。そして、人生のレースの途中で、痛ましくも障害に出遭い、脱落する者は多い。そのため、立ち直るにせよ、死を迎えるにせよ、そういう人達には避難所が必要となる。過去の行動が厳しく追及されず、できうる限りの愛と平和と休息が与えられるところ、すなわち病院という避難場所が必要とされるのは言うまでもないことであろう。
> われわれはこの病院において、兄弟である人間を優しく看護(みまも)ることを学ぶ。判断を下したり、あれこれ問い質(ただ)したりせずに、誰にも等しく神の館(Hôtel Dieu)に相応しい親身なもてなしをする。と同時に、われわれはここで働くことを光栄に思う。
>
> 「医師と看護婦」の章より

　　CASE ❶-A と ❶-B は同じ 90 代の高齢者であるが、A は元気な高齢者本人が侵襲的治療を望まないという症例で、B は意思疎通の困難な高齢者の家族が侵襲的治療を希望するというものである。処置を行わなければ命の危険がある状況だが、高齢であるが故に、処置自体にも高い合併症のリスクを伴う。当然同年代の高齢者でも CASE ❶-A のように ADL（activities of daily living）の自立した患者のほうがリスクが低く、処置も勧めやすい状況で、逆に意思疎通の困難な B のような患者には、リスクが高く処置は勧めにくい。

　90 歳男性の平均余命を考えてみると、4.28 年（厚生労働省、2016 年）であり、死は確実にそこまで来ている状況下での闘いであり、選択であ

る。「病」や「死」に対する考え方や価値観は1人ひとり、あるいは本人を取り巻く家族においてもそれぞれに違うものであり、あるいは「死」を全くイメージできない患者・家族もいる。緊急事態に、患者・家族はすがる思いで病院にやってくる。病気と必要な処置、処置の合併症に対するわかりやすい説明が必要とされるが、同時に、死生観を共有する時間も必要である。そのときには、「親身なおもてなし」の気持ちで対応してほしい。

患者：60代、男性。会社役員。
現病歴：数時間前から右上下肢麻痺を認め、徐々に進行し、意識障害を認めて救急搬入された。来院時意識レベルはⅢ群、頭部CTで左頭頂葉に広範囲の脳出血を認め、緊急手術（血腫除去術）が行われた。手術により一命は取り留めたものの、右上下肢は完全麻痺、失語の後遺症が残った。
術後2週間ほど経った頃、患者から呼び止められ、「どうして助けたんだよ？　こんな姿なら、生きていても意味がない」と、泣きながら訴えられた。

特に既往はなく元気に社会生活を営んできた人が、全く心の準備をする時間もなく、突然重病になる状況は少なくない。このCase❷のように、意識障害のため治療の選択を自分でできないまま、救命のため、家族の同意のうえで（「本人を助けたい」という思いで）行った医療行為が、結果として必ずしも患者と共に素直に喜べない状況になることもある。自分の身体の状態をうまく飲み込めない患者の心を癒すときこそ、看護師・薬剤師・リハビリテーションスタッフ・栄養士まで、それぞれの強みを生かしたチーム医療が重要である。そのなかでも患者の一番近くでケアをする看護師は、最も重要な職業と言える。

オスラーは講演「看護婦と患者」のなかで、看護師に向けて、次のように述べている。

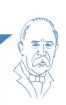

文明化の道を歩む今日にあって、看護婦は世の人々に恩恵を与える存在であろうか、それとも恐怖を与える存在であろうか。病む者の立場から言えば、私は後者の見解をとらざるをえない。それには幾つかの理由が考えられる。まず、自尊心のある人間ならば誰しも、無防備の、いわば普段着のわが身を他人の眼に晒(さら)したいとは思わないだろう。病気になれば、目は霞み、頬は青白くこけ、あごには無精ひげが生え、まるで案山子(かかし)のように貧相になる。そんな姿は自分の妻にさえ見せたくないのに、まして白・青・グレーのユニフォームに身を包んだ見ず知らずの女性に見せたくないと思うのは当然である。（中略）

あなた方は、他人には譲渡できない病人の権利を奪い、病人にとって大切な人達を追い払ってしまった。いわば、侵入者であり、変革者であり、強奪者でもある。そして母、妻、妹達は、あの優しい愛の務めが果たせなくなってしまったのである。冗談はさておいて、<u>あなた方の出現で生じた病人の心の痛みを軽視してはならない。</u>
<u>かけがえのない大切な命の世話(ケア)を赤の他人に委ねることは、この世の最大の試練の1つだと言えるかもしれない。</u>病人は神聖冒すべからざるものを犠牲にして、あなた方の技術や手順に身を委ねる。　「看護婦と患者」の章より

　オスラーは、現代の看護師の役割に対して警笛を鳴らしている。遅かれ早かれ病気にならない人はほとんどいないため、看護師とは、誰もがいつかは関わりをもつ職業である。看護師という職業がなかった頃、母や妻、兄弟、あるいは友人がその役割を担う人だった。一番そばにいた人が自然に、献身的に看護をしていたのである。その家族を遠ざけ、とって代わった職業が看護師であることを忘れてはならない。

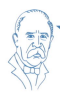

> 施設において、日常業務による心の侵蝕作用を食い止めるためには、**職務に高い理想を持ち続けることが必要である。**
>
> 「看護婦と患者」の章より

　医療技術の進歩により、以前とは比べものにならないほど厳密に全身状態の観察ができ、精密な薬剤投与が可能になった。一方で、看護師の実務は膨大に増え、機器の取り扱い不備による事故を防ぐための観察も、細心の注意が必要な状況である。日常業務のプレッシャーも、一昔前とは大きく違うであろう。しかし、患者の病気に対する「恐怖」「苦しみ」「悲しみ」は、時代が流れても変わることはない。マニュアルや安全管理にばかり気をとられすぎて、根源的な患者の苦しみから目を背けてはならない。そして看護師の職務に対する理想も、決して変わるものではないのではなかろうか。

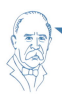

> われわれの中には、次々に展開する苦しみを目の当たりにして、当初抱いていた共感の鋭い刃を徐々に鈍らせてしまう者もいる。(中略)人間社会の直接の代行者とも言うべきわれわれ医師と看護婦は、自らの感覚を鈍らせないために、永続的な矯正措置を1つだけとることができる。それは、**孔子の言う人類の黄金律を患者に実践することである。子曰く「己の欲せざる所、人に施すこと勿かれ」**と。
>
> 「看護婦と患者」の章より

　医師と看護師が協力して患者の治療を行うために最も重要なのは、患者の真の心の声を聞き取り、共感して、医療行為を行うことである。CASE ❷では、患者の「生きていても意味がない」という言葉だけをくみ取るのではなく、その一言が出た背景に耳を傾け、「この患者が本当に欲しているものは何なのか？」を考えるべきである。

文献
1) 日野原重明：生きていくあなたへ─105歳 どうしても遺したかった言葉. 幻冬舎, 2017.

（平島　修）

オスラー名言集 |1|

徳田安春

> # Never make a positive diagnosis.
> 断定的な診断をしてはならない
> ウィリアム・オスラー

Case 1

　60代、男性。主訴は数時間前からの胸痛。心電図所見で、四肢誘導のⅡおよびⅢ、aVf誘導でST低下あり。血清トロポニンの上昇あり。心エコーで下壁の壁運動低下を認めた。非ST上昇型心筋梗塞の疑いで保存的治療が開始され、集中治療室入院となった。

　しかしながら、入院後も胸痛が持続していた。心電図検査を再検したが、特に変化はなく、ST低下の所見が持続していた。担当医はやはり、非ST上昇型心筋梗塞と考え、「そのまま様子観察」の指示を出した。

　翌朝になって、総合内科チームが回診に訪れた。両上肢の血圧に左右差を認め、右上肢の収縮期血圧が20 mmHg以上、左の上肢の収縮期血圧より低めであった。また胸部の聴診で、拡張早期漸減性雑音が認められた。

　以上より、緊急で胸部造影CTを撮像したところ、「スタンフォードA型の急性大動脈解離」の診断となった。心臓血管外科による緊急手術が直ちに行われ、その後、病態は軽快した。スタンフォードA型の急性大動脈解離では、右の冠動脈の血流遮断を合併することが多く、下壁の心筋梗塞を同時に認めることがある。

Case 2

　インフルエンザが流行していた冬の時期に、3日前からの発熱を主訴とした20歳の女性が受診した。その日の初診外来を担当していたA医

師は、その日、すでに10人ほどのインフルエンザと思われるケースを診療していた。

　この20歳の女性は、発熱以外の症状として腰痛を訴えていた。医師はインフルエンザの診断を考えた。腰痛は、インフルエンザによる筋肉痛症状であると思ったのだ。解熱鎮痛薬のみを処方し、帰宅とした。

　しかし、その2日後、この女性が再受診した。まだ発熱が持続していることと、腰痛が悪化していたからである。今度は、別のB医師が診察を担当した。今回の問診では、残尿感と頻尿があることが判明し、診察では、右の肋骨脊柱角に叩打痛を認めた。

　尿検査で、白血球尿および細菌尿を認めた。尿のグラム染色では、白血球に貪食された中型サイズのグラム陰性桿菌を認めた。腎盂腎炎の疑いで、抗菌薬がスタートとなった。その後、徐々に解熱し、軽快した。血液および尿培養からは、大腸菌が検出された。

【診断のバイアスに陥るな！】

　オスラーは、「診断は確率のアートであり、不確実性のサイエンスである」と述べた。すなわち、100%確実な診断というのは、滅多につけられないものなのである。画像検査や検体検査が発達した現在の臨床医学の現場においても、外来診療での診断エラー率は、5〜15%程度はあるといわれている。

　診断エラーの原因として、認知バイアスが関連している（p.22）。このうち、Case 1ではアンカリング・バイアスが関連し、Case 2ではアベイラビリティ・バイアスが関連している。アンカリングとは、最初に考えた診断に固執することだ。アベイラビリティとは、すぐに思いつく診断に満足することだ。

　認知バイアスに陥ったとき、早期閉鎖という状況となる。英語でプレマチュア・クロージャーと呼ばれるものだ。適切な鑑別診断を考えずに思考停止をしてしまうことで、早熟閉鎖と呼んでもよいだろう。オスラーは、このようなバイアスに陥らないように、医師たちに警告していたのである。

日々の勉学の中で

1 生涯学習の態度を身につけたいとき
「超然の術」と「謙遜の徳」

医学生A君は大学でフットサル部に所属していた。部活の顧問がとても熱心で、厳しい指導を受け、夏休みはほぼ連日部活動に明け暮れていた。A君のフットサルのスキルはめきめき上達し、毎日フットサルのことを考えるようになった。顧問の口癖は「勉強ばかりが大学生活ではないでしょう」であった。一方で、3カ月後に予定されているOSCE（objective structured clinical examination）とCBT（computer-based testing）の準備はほとんどできていなかった。

厳しい医学部受験を突破したA君は、大学生活をできるだけ有意義に過ごしたいと考えている。勉強はもちろん頑張る。医師になるのだから。でもA君にとっては、部活や恋愛、旅行、バイト、趣味、ショッピングなど、その他にもやりたいことはたくさんあるのだ。

『平静の心』の本は、ウイリアム・オスラーの講演集である。講演内容のほとんどは、医学生向けに行われたものだ。100年以上も前に行われた講演内容ではあるが、医学のアートとサイエンスについて、現代でもきらめく貴重なメッセージが込められている。『平静の心』はまさに、時代を超えて役に立つ医師のための『五輪書 01』ともいえる。

『平静の心』のなかに、「教師と学生」という章がある。そこでオスラー

---

01 五輪書

剣豪・宮本武蔵（1584-1645）は晩年に熊本の山奥に籠もり、『五輪書』を書いた。生涯無敗であった武蔵は、多くの強豪に勝ち続けていくなかで「無」の境地に達し、剣の道の在るべき姿を遺した。これは現代の武道家やさまざまな目標にチャレンジを続ける人々に、今も読まれ続けている。

は、医学生と医師が身につけるべき学習態度について述べている。生涯学習の態度と決意だ。

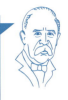

> ◉ **超然の術**
> まず第一に、超然の術（art of detachment）を早い時期に身につけていただきたい。それは、若さにつきものの娯楽や快楽から自らを隔離する能力を意味する。人間は生来、怠惰の権化である。（中略）怠惰という性質だけは原始時代そのままの強烈さを保っている。（中略）そのような隔離能力は、初めて大都会で暮らす諸君にとっては極めて大切なものである。大都会には魅力的なものがふんだんにあり、それが、隔離能力の修得を阻むからである。
> **その術を身につけるために必要な訓練は、自己規制の習慣を培い、人生の厳しい現実への貴重な手引きとなる。**
> 「教師と学生」の章より

日本の大学生のなかには、長年の受験勉強を乗り越えてきた反動で、娯楽や趣味、サークル活動に没頭してしまう人たちも出てくる。フットサル部の顧問の意見も理解できるし、勉強だけが能じゃない。スタンリー・キューブリック監督作品の映画「シャイニング」では、ジャック・ニコルソン演じる作家が、執筆の仕事ばかりをやっていて狂人に変貌した。この映画では、「All work and no play makes Jack a dull boy（よく学び遊べ）」という英語のことわざも引用されていた。

しかし、大学をレジャーランドとしてはならない。貴重な大学時代のキャンパスは、"サイエンスとアートのワンダーランド"とすべきなのだ。「教師と学生」の章から続きを読んでみよう。

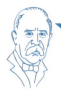

諸君に向かって、勉学にばかり身を入れすぎてはいけないと警告する必要はないと思う。若い医学生で血気盛んな時代が在学中に無味乾燥なものになってしまった、という人にはいまだにお目にかかったことがないからである。

「教師と学生」の章より

　勉学の息抜きにスポーツや趣味を取り入れるのは、人生を豊かにし、教養やチーム活動能力を身につけることになる。また、脳科学的にも、運動は脳細胞の働きを活性化することが明らかにされている。しかしながら、あくまでも本業は学業なのである。

　最近は海外への医学部留学が増えているのだろう、ハンガリーやフィリピンなどの大学医学部を卒業した日本人研修医に会う機会が増えた。平均的に見て、彼らの医学知識は豊富であり、症例プレゼンテーションスキルも高い。彼らの大学生活は「かなり勤勉でなくてはならなかった」という。英語の授業や教科書を使うために、日本人はより一層勉強をしなくてはならないという事情も背景にあるだろうが、欧米の大学生の勉強の絶対的総量が圧倒的に多いことが要因であろう。しかしながら、彼らの表情は皆明るく、"ガリ勉クン（さん）"という印象はない。

　研修医のBさんは、院内のカンファレンスに参加することが怖かった。研修医たちの診療内容について、"武闘派"シニアレジデント医師たちからの厳しい指摘があるからだ。「なぜ、この検査をしなかったんだ？」「なぜ、この診断を考えなかったんだ？」「なぜ、この薬を投与したんだ？」などの質問を多く浴びせられる。一方、"穏健派"の院外指導医が行うカンファレンスは楽しかった。自由に発言できる参加型であり、間違いを指摘されることもないのだから。

　最近はだいぶ減ってきたが、"武闘派"の医師を時に見かける。私も研修医のときには、かなりやられた。また同期が怒鳴られたり、蹴られ

たり、睨みつけられたりするのを目撃したり、聞いたりすることもよくあった。"武闘派"指導医への私の対応法は、とにかく感情を抑えること。そして敬意を払うこと。なぜなら客観的に考えると、"武闘派"の医師本人は"愛のムチ"で叩くような気持ちで熱意を持った指導をしているという認識なのだから。また、人は自分がやられた指導方法をそのままやってしまうことが多い。"武闘派"であるということは、研修医時代にはかなりやられたという証拠である。そう考えると、相手の気持ちがすんなりと整理できて、ある程度気にならなくなるだろう。

さて、「教師と学生」の章から、オスラーの考えを読みとってみよう。

> ◉謙遜の徳
> 謙遜の徳（grace of humility）から得られるものを考えてみると、この徳はまさに天からの授かり物である。諸君は静かに甘美な物思いの一時（ひととき）に耽ることがあるだろう。その時、自らの不完全さを思い起こすならば、仲間の犯した誤りに非を鳴らすことが少なくなる。
> （中略）
> 相手を誹謗する見苦しい争いは医師の品位を落としめるものだが、そういう争いの大半は、一つには、医師が誤りを告白することに病的なほど神経過敏であることに起因する。と同時に、同業の友人に対する思いやりを欠き、自分の失敗は都合よく忘れるという性質からも生ずる。
> 　　　　　　　　　　　　　　　　　　　　「教師と学生」の章より

「臨床研修を頑張ろう！」と目を輝かせて入職した研修医が、そのような"武闘派"医師に遭遇すると、だんだん萎縮していく。なかにはバーンアウトして適応障害となる研修医もいる。うつ病を発症する人も出てくる。

"武闘派"は、先輩から後輩へと引き継がれる。"武闘派"医師が参加するM&Mカンファレンスなどは、「吊るし上げ」のリスクがある。謝

罪にも近いことを強いられる医師もいる。「患者のアウトカムが悪くなったのは、あの医師の責任だ」、というような雰囲気に包まれる。

　医師が誤りを告白することに病的なほど神経過敏である理由は、まさにここにあるのだ。日本でも数年前に、医療過誤で逮捕者が出た時代があった。警察とメディアが先頭に立って、社会全体が、医師が誤りを告白できない雰囲気を作ってしまった。この後遺症は大きい。医療事故調査制度がスタートしたが、報告されるケースは予測されていた数よりも極端に少ない。

　しかし「吊るし上げ」スタイルのM&Mカンファレンスは、もはや前世紀のものである。エラーの予防はシステム改善で行うべきなのである **02**。

　一方、『平静の心』ではまた、オスラーは「判断に間違いを犯しうることの自覚と、失敗を繰り返さぬこと」の重要性について述べている。まさに、謙遜の徳である。そして、"失敗から学ぶ"、という自分自身へのフィードバックが重要なのだ。

　現代では「Quality M&Mカンファレンス」のスタイルが主流である。そこでは、患者情報が冷静にシェアされ、再発予防のための知恵を皆で考えて、病院の診療の質を向上させていく努力の場となる。

　以上、オスラーの教えから「超然の術」と「謙遜の徳」を身につけることの重要性について述べた。『平静の心』の本を日本に紹介された故日野原重明先生（聖路加国際病院名誉院長）は、この術と徳を身につけた稀有な人であった。日本最高齢のベストセラー作家にして、100歳を超えてもなお、人々に向けて価値ある生き方のメッセージを伝え続けた術は「超然」である。また、医学のみならず、さまざまな学問を学び続けながら、私たち指導医に対しては「学生と共に血眼になって勉強すること」の重要性について貴重な助言をいただいた。これはまさに、「謙遜の徳」を説かれていたのだ。

（徳田安春）

---

02 エラーの予防はシステム改善で行うべきである
　アメリカのInstitute of Medicine（現在はNational Academy of Medicine）は10年以上前に、「Error is human」というレポートを発表し、エラーの多くはシステムに起因することが強調された。さらには、同じ機関が2015年には、診断エラーを減らすシステムの導入を推奨するレポートも発表した。

2 経験の伴った"叡知"を身につけたいとき
オスラー流！ 診断エラー防止の学習法とは？

CASE 1
Aさんは、総合診療医をめざすシニアレジデントである。診断推論に興味があり、さまざまな本を買って読んだりしている。医学書を読み込むことによって、自分自身では医学的な知識が増えたという感触はあるものの、実際の診療場面での診断エラーがまだまだ多いと感じている。そのため、Aさんは日常診療で、どのように診断推論能力を高めていけばよいかについて悩んでいた。

医師にとって診断は、最も重要なスキルと言っても過言ではない。正確な診断があって、正しい治療が選択される。また、緊急度の高い疾患では、適切なタイミングでの診断が望まれる。最近の国際医療安全学会でのレポートでは、患者の有害イベント発生において、医師の診断エラーが原因となっている割合が多いことがわかっている。

さて、昨今の診断推論ブームのなか、さまざまな書籍や、雑誌の特集号が出版されている。多くの医師がそれを読んで学習しているが、診断推論スキルがアップして、診断エラーが確実に減ったと自覚している医師は、それほど多くはないだろう。

それは、学習方法が違うからだ。オスラーは、"症例メモによる記録"の方法を勧めている。

> いったん習慣となった手順やシステムは、仕事をやりやすくし、忙しければ忙しいほど、患者を診たあと所見を書く余裕が生まれる。メモの最後に、「はっきりした症例」、「曖昧な徴候を示す症例」、「誤診」などのコメントを書き留めておくとよい。
> 「学究生活」の章より

表1｜診断推論における認知バイアス

▶アンカリング・バイアス：最初に考えついた仮説に固執すること
▶アベイラビリティ・バイアス：すぐに思いつく仮説のみを考えること
▶オーバーコンフィデンス・バイアス：前医の仮説を鵜呑みにすること
▶コンファーメーション・バイアス：自分の立てた仮説に合わない所見を無視すること
▶ハッスル・バイアス：精神的プレッシャーのなかで、楽に処理してしまうこと
▶ルール・バイアス：通常は正しい臨床ルールを、機械的に利用すること

　「自分自身で経験した症例の振り返りが重要」と、オスラーは述べている。記録を取ることによって、自身で経験したケースを確実に振り返ることができる。

　そこで、❶自らの診断推論で確実に診断できたケース、❷曖昧であったがほぼ診断できたと考えるケース、❸診断エラーしたケース、の3分類の印をつけ、コメントを書いておくのだ。定期的にまとめて振り返りを行うと、どのようなケースで診断エラーをしたかがわかるので、自分自身で注意すべき症候や疾患が明らかになり、さらに自分がどこに集中して勉強しておけばよいかもわかるだろう。

　診断エラーの原因には、疾患の知識や鑑別疾患の想起の不十分さに加えて、認知バイアスもある（**表1**）。❸の診断エラーのケースでは、どのような種類のバイアスが関連していたかについても記録しておくとよい。

　人は誰でも、認知バイアスに陥るリスクをもっている。それを予防するためには、自分自身がどのようなバイアスに陥ったかについて、振り返ることが有効である。これによってメタ認知のトレーニングになるのだ。メタ認知とは、自分自身の認知プロセスを客観的に「診る」こと。しかしながら、自己の認知プロセスを妥協なしに診ることは難しい。オスラーに、お勧めの方法を聞いてみよう。

その際、公明正大にやるよう心がけていただきたい。自己を偽ったり、真実から尻込みしたりしてはならない。他人には慈悲と思いやりを示さねばならないが、自分には決してそ

> れを許してはならず、たゆまぬ監視の眼（incessant watch）を自己に向けていただきたい。
>
> 終始あらゆる人を欺き続けることができない、というリンカーンの言葉を諸君は覚えておられるであろう。だが、終始心ゆくまで自らを欺くことができる者には、この言葉は当てはまらない。必要とあらば、非情に身を処していただきたい。　　　「学究生活」の章より

　ここで注目すべきは、"たゆまぬ監視の眼"である。しかもその眼を、他の医師ではなく、"自分自身に"向けるべきなのである。

　前述の「謙遜の徳」(p.19)の原則から、他人の誤診を責めてはいけない。しかしながら、自分自身の誤診については、他の医師にバレる/バレないに関係なく、自分自身の心のなかに踏み込んで、確実に振り返りを行い、二度と同じエラーを起こさぬよう、自分を高めていく努力が大切なのである。

　ここで、約10年前に国際診断エラー学会を立ち上げたカナダ人救急診療科医師である、パット・クロスケリー先生が提唱した「feedback sanction（フィードバック制裁）」を紹介したい（図1）。

　この図に示すように、自身の判断が妥当であったかどうか、すべてのケースの結果をフォローするとよい。もし、カルテフォローができないケースでは、患者本人の自宅に電話してでもフォローすることをお勧めする。自分自身の失敗から学ぶことから、私たちは逃げてはいけない。「バレなければよい」という意識では、向上はないのだ。

　"たゆまぬ監視の眼"を、自分自身の内的世界に向けよう。必要であれば、時には内的世界での摘出手術も重要なのだ。オスラーの次の言葉を聞いてみよう。

> もし大脳（中略）に腫れ物や道徳的壊死（モラルネクローシス）を見つけたなら、つまり、誤診後、そこに腫れ物ができていることに気づいたなら、メスや焼灼用具を用いてそれを治療していただき

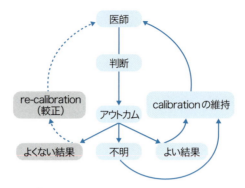

図1 | re-calibration cycle（較正サイクル）または feedback sanction（フィードバック制裁）[2]

> たい。諸君の得た症例をこのように3つの範疇（註：p.21のオスラーの言葉内）に分けて、初めて卒後教育に真の進歩が見られる。このようにして、諸君は経験の伴った叡知を身につけることができるのだ。
>
> 「学究生活」の章より

　オスラーは誤診した脳の部分は、"道徳的壊死"とまで述べている。かなり厳しいと感じられるかもしれない。しかし、医師にとって経験の伴った叡知を身につけることが、いかに重要であるかを理解できる医師であれば、「壊死部分を摘出したい！」と思うに違いないであろう。

　卒後教育における真の進歩のためには、自分自身に対して、"たゆまぬ監視の眼"を降り注ぎ続けることが大切なのである。

文献

1) 徳田安春（編・著）：見逃してはならない疾患の除外ポイント―The 診断エラー学．医学書院，2016．
2) Croskerry P：The feedback sanction. Acad Emerg Med 7（11）：1232-1238, 2000 PMID 11073471

（徳田安春）

3 本を強力な武器にしたいとき

過去を "無意味な現在" に沈めるな！

CASE

Q. あなたはこの状況をどう考えますか？

あなたは総合診療外来で、「手掌の発疹」と「胸痛」を訴える患者を診察していました。

患者「胸の真ん中が痛くなって、なんだか腫れてきたんです。同時に手のひらにブツブツができて……」

あなた（あれ？ これはどこかで聞いたような……この前の症例検討会で、確か "SAPHO症候群" という病気があったな）

「では、検査をしましょう。1週間後、結果を聞きに来てください」

〜そして1週間後〜

患者「先生、"さふぉー" って、何ですか？ どのような病気なのですか？」

あなた「えっと、これは……（汗）。専門の先生に相談しようと思っています」

　若手医師だけでなく、ベテラン医師でも、初めて経験する疾患があると思う。特に研修医は、毎日が初めて経験する疾患の連続であり、経験値の高い指導医の対応に憧れを抱くのではないだろうか。

　しかし、若手であろうとベテラン医師であろうと、初めて経験した疾患を、上級医や専門医の言うことだけを鵜呑みにして、それですべてをわかった気になるのは危険である。

　そもそも、指導医・専門医のアドバイスが100％正しいのだろうか？

　ここは総合診療医が陥りやすい落とし穴だと思うが、振り分けることだけに一生懸命になり、患者の顔が見えないままに専門医任せになってしまうと、"何でも診るが、何も知らない" 総合診療医になってしまい

かねない。

　専門医に相談した場合に診断・治療を間違う危険性が高いのは、直接患者を診察してもらわずに、電子カルテに映る検査結果のみでアドバイスをもらったときである。教科書どおり行かないときにこそ、専門医は必要なのであり、教科書どおり行かない患者を、医師が直接診ることなく、既存の知識のみでアドバイスするのは危険なのである。

　オスラーは医師の学びについて、次のように述べている。

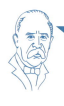

> 患者を診ずに本だけで勉強するのは、まったく航海に出ないに等しいと言えるが、半面、本を読まずに疾病の現象を学ぶのは、海図を持たずに航海するに等しい。
>
> 「本と人」の章より

　専門医の意見だけを鵜呑みにして、本から知識を得ない診療スタイルは、オスラーが言うところの"海図のない航海"となってしまうだろう。

　冒頭のCASEでは、症例検討会で"何となく得た"知識で鑑別診断まで挙げることはできたが、自ら本を読んで勉強した訳ではなく、経験したこともない疾患なので、ついつい"誰かに診てもらいたい"という気持ちから、困ったことになったようである。専門性の高い疾患でも、まずは一度、自分で疾患の最新情報を収集して対応する姿勢があれば、このような事態にはならなかったのではないか。

　総合診療医は、日本では数ヵ所しか専門施設のない、どの診療科でも扱わない稀な疾患に出くわすことがある。相談したくてもできない状況でも、本を開くことで解決する例も決して少なくはなく、むしろそれが総合診療医の醍醐味とも言える。

Q. さらに、あなたはどう考えますか？

激務のなかだったが、なんとか1週間の間に"SAPHO症候群"に

関する本を読んだ。
〜1週間後〜
患者「先生、"さふぉーっ"て何ですか? どのような病気なのですか?」
あなた「"さふぉー(SAPHO)"症候群とは、それぞれの症状の頭文字を表した疾患です。Sは Synovitis(滑膜炎)、Aは Acnes(ざ瘡)、Pは……あれ? 何でしたっけ?」
患者「……」

　忙しい業務のなかで、「ゆっくり本を読む時間がない」という先生方は多くいらっしゃるのではなかろうか。学生時代とは違い、臨床は口頭試問会場ではなく、すべての知識を丸暗記することが読書ではない。安易な知識であれば、瞬時にスマートフォンを使って検索もできる時代である。

　インターネットも携帯電話もなかった100年以上も前、オスラーは読書について、どのような考えをもっていたのだろうか?

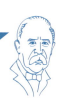

読書家には4種類の型がある。
❶ 無差別にすべてを吸い込む「海綿型」
❷ 取り入れるそばから零してゆく「砂時計型」
❸ 葡萄酒の滓だけが残って、肝心のアルコール分がとんでしまった葡萄酒を入れる「皮袋型」
❹ 最上のものだけを選り分けて保存しておく「篩型」
この「篩型」まで到達するには長い年月を費やさなければならない。
「本と人」の章より

　「現代は読書離れのほうが問題」とおっしゃる方も多いと思われるが、いかに読書術を身につけるかは、日常業務に忙しいわれわれにとって、重要なテーマである。文章を理解することなく、とにかく文字として読み進める「海綿型」、文章の理解はしたもののすぐに忘れてしまう「砂

時計型」、しっかり読み込んだと思ったが時間が経つと大事な部分を忘れてしまう「皮袋型」、大半がこの３つのタイプになってしまってはいないだろうか？　講演会や症例検討会などで得た知識も、実は「皮袋型」に陥りやすい。

　では、本質だけを選り分けて記憶しておく「篩型」になるには、どうしたらよいのか？　予備知識が全くないまま読書をしたら、書かれている情報の重要な内容、あるいは大したことのない内容を選り分けることは難しい。最初は皆、予備知識がないのが当たり前であるため、オスラーが述べるように長い年月が必要なのは明白である。ただし、ただ長い年月をかけるのではなく、内容を理解するだけではなく、考えながら読書をすることが大切ではないだろうか。医学書で言えば、書かれている内容が必ずしも正しいとは限らず、医学の進歩によって事実の解釈も変化してゆく。患者を診ながら読書を進めていくことが重要であって、最上のものを選り分ける作業こそ、「考えて読書をする」ということなのである。

　CASE（続き）では、SAPHO症候群の頭文字を患者に説明するために読書をするのではなく、目の前の患者の症状がこの症候群に合うのか、今後この患者に起こりうることは何なのかを意識しつつ読書をすることが、患者を安心させる説明につながったのではないだろうか。

　最後に、オスラーが現在の医療人に向けて残したかったであろう、もう１つのメッセージを紹介しよう。

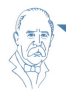

⦿ある人格から他の人格への無言の感化
手本とすべき偉人の生涯そのものにも関心を持たずにはいられない。（中略）
今日こういった面における高度の教育が大いに必要とされているが、それは学校の授業では与えられないし、店で買うわけにもゆかない。各人が独力で身につけてゆかねばならない。それには、ある人格から他の人格へ及ぼす無言の感化が必要とされ、過去の傑出した偉人の生涯を熱視するに勝るものはない。すなわち、「過去

> の崇高な人格との神聖な触れ合い」こそ、切に望まれるのである。
> 「本と人」の章より

　オスラーは、医学だけではなく、「現在の医学をつくった"偉人の生涯"そのものに興味をもち、手本にすべき」と述べている。なぜなら、医師という職業は、オスラー曰く「他の職業に比して、これほど多数の人材が卓越した知性と崇高な人格を持ち合わせている例はない」からである。

　たとえば、肺結核の治療の歴史をとってみても、命がけの歴史が存在する〔四元秀毅：抗結核薬の開発とその後の展開．日本胸部臨床 74（12）：1369-1377, 2015〕。ご年配の先生方ならば、現在の治療が確立するまでの呼吸器内科医の命（志）をかけた闘いを覚えておられることだろう。「肺結核診療のガイドライン」を読むだけでは、その壮絶さは伝わってこないのである。

> ある人の今持っている最も優れたものは、先人に負っている。
> 「本と人」の章より

　医学の歴史を学べば学ぶほどに、医学が"過去の偉人の知性と人格の蓄積と、たくさんの命（志）によって成り立ってきた学問"であると感じる。オスラーのいう上記の言葉は、われわれに、謙虚な姿勢を持つことの大切さを述べているようにも思える。

　本書の執筆も、オスラーの生涯について、読者の方々に興味を持っていただきたく始めたものである。自らの病さえも「未来の医学につなげよう」と、その病と闘っていたことが記されているオスラーの伝記（日野原重明：医学するこころ——オスラー博士の生涯．岩波現代文庫, 2014）も、一度読んでみてはいかがだろうか。

（平島　修）

4 科学を探究するとき
"科学のパン種"で科学的訓練をふくらませる

⦿ "パン種"とは？

"パン種"とはパン生地を膨らませるもので、通常イースト（酵母）が使われる。「変化をもたらすもの」「活性化するもの」「影響を与えるもの」のたとえとして、オスラーは新約聖書から好んでこの言葉を引用していた。マタイの福音書には、「天国はパン種のようなものである」「あなたがたは、少しのパン種が粉のかたまり全体を膨らませることを、知らないのか」とある。

> **Q1**
> ⦿ 研修医と「科学のパン種」
> 「あなたが研修するなら、どちらの病院を選びますか？」
> 200床の病院に、❶ 20人の指導医と、5名の研修医がいる**施設A**
> 　　　　　　　❷ 10人の指導医と、10名の研修医がいる**施設B**
> どちらの病院にも同数の救急車が搬入される。担当患者20人を**A病院**では2名の指導医と1名の研修医で、**B病院**では1名の指導医と1名の研修医で担当する。

医師になって最初の約5年間は、医師としての姿勢・向き合い方が決まる重要な期間である。1、2カ月ごとに診療科を転々とするスーパーローテート研修は、患者だけでなく、次々に変わる病院スタッフとの人間関係の形成だけでも大変ストレスを感じるものである。また、毎月やる気も考え方も違う研修医の指導を行う指導医にとっては、モチベーションの高い研修医には積極的に指導ができるが、モチベーションの低い研修医には「あと1カ月耐えれば、彼はいなくなる」などと思いがちになるかもしれない。研修医がほぼ"お客さん状態"の場合、医学生実習とほとんど変わらない研修となってしまうことさえある。

研修医の真の成長は、ポートフォリオや個人面談などでいくら研修医の成長をサポートできたとしても、結局のところ研修医自身が、具体的な目標「どんな医師になりたいのか」像を持ち、それを実践できるかどうかが、最大の鍵となる。

　研修医時代に行う"科学的訓練"とは、担当する患者の診断・治療・予防に関する情報を書籍・電子媒体から集め、実際の患者に適応できるか、あるいは教科書との違いは何かを、照らし合わせながら経験することをいう。研修医に対して指導医が多い**施設A**では、問診・診察・治療まで診療の中心を指導医が担い、そのエッセンスを研修医に教えてくれる。診療を手際よくこなす指導医は輝いて見え、指導医の傍にいれば必要な情報が入ってくるため、研修医は名医になったかのように指導医の言葉を使って患者に説明できる。一方、医師数も指導医数も少ない**施設B**では、研修医が主治医として種々の業務を任される。研修医は、指導医に相談すればアドバイスをもらえるものの、研修医・指導医はお互いに相談する時間も限られるため、基本方針は書籍などを調べながら研修医自身で決めて行わなければならない。

　さて、あなたがもう一度研修を行うならば、どちらの研修施設が自分を伸ばしてくれる病院と考えるだろうか？

医師にとって、科学的訓練は計り知れないほどの貴重な贈り物であって、それは正確な思考習慣を身につけさせてくれ、精神を鍛えて物を疑いの眼で見るという識別・判断力を養う。その能力が身について初めて、**医師は診療の不確かさの中にあって賢くなり救われる。**
科学的訓練は、まさにパン種のように医師の全生涯に影響を及ぼすものである。このパン種という予防接種を一度も受けなかった者、科学と医術の関係をはっきり把握しなかった者、その両方の限界を知らなかったり、あるいは知ろうともしない者、そういう医師は、精神の破滅を免れないからである。

「科学のパン種」の章より

オスラーは、"科学的訓練"とは「医師が一人前になるためのパン種である」と言う。

　指導医が潤沢な**施設A**では、研修医は指導医のサポート役として勤務するが、各患者の疾患についての病態・治療法を調べつつ（科学的訓練を行いつつ）、また診療上の疑問点を指導医のアドバイスを聞きつつ、学ぶことができる。しかし、研修医は疾患について調べなかった（科学的訓練をしなかった）としても、指導医を中心に診療がなされてしまえば、研修医自ら学び取る知識は少なくなる。つまり**施設A**では、科学的訓練は個々の積極性に委ねられるため、研修医ごとの成長の差が出やすいといえる。

　一方、指導医が少ない**施設B**では、研修医は必然的に科学的訓練を行わざるをえず、そのなかで必要に応じて指導医にアドバイスをもらえる。研修終了後には一定の科学的思考ができるが、研修医にかかるストレスは**施設A**と比べると大きくなり、また指導医との連携がより重要となる。

　いずれの施設においても、科学的訓練を行うことは研修医には不可欠であり、将来希望する診療科にかかわらず、研修の中心に置くべきである。

　さらにオスラーは、「科学のパン種」について次のように述べている。

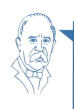

> 科学のパン種は人に物を正確に考えるという精神の習慣を植えつけてくれる。また、精神の視野を広げてくれ、エピカルマス[1)]の言葉を借りると、「理解の筋肉」の強化に役立つ思考様式を授けてくれる。だが、それ以上のものが得られないのだろうか。
> 神々の最後の贈り物である科学は、人類全体に贈る希望のメッセージを持たないのだろうか。個々の人間に、人生の嵐のさ中にあっては平静さを、途方に暮れるときには判断力を与えること以外、科学にできることはないのだろうか。「恵み深い大地が万物の掟にうっとり微睡む」[2)]ような時代がやってくるという明るい望みはどこにあるのか。こういう望みは、プラトン[3)]からコント[4)]まで法を求

> め、秩序を求め、この人間の世（regnum hominis）に神の都（civitas Dei）を求める夢想家達の無益な望みであったり、むなしい空想にすぎないのだろうか。
>
> 「科学のパン種」の章より
>
> 1）ギリシャの喜劇作家、2）英国の詩人テニソンの「ロックスリー・ホール」より、3）古代ギリシャの哲学者。紀元前 427〜347 年。ソクラテスの弟子であり、アリストテレスの師、4）フランスの哲学者で、社会学の創始者。

　オスラーは、医師としての成長に「科学のパン種」は不可欠で、平静さと冷静な判断力を養うことができると示す一方で、科学を単に知識やデータと捉えるのではなく、さらなる可能性を感じ、期待をしたのである。約 100 年前に生きたオスラーは、現在のような医療の進歩を夢見たのであろうか？　そして現代のわれわれは、自然の摂理を科学によってコントロールできる時代を、人工知能（AI）と医療との融合に夢見ているのかもしれない。

　さらに、オスラーの言葉は次のように続いている。

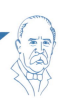

> 現在何百万人の同胞が置かれている不幸な状況を緩和するために、とりわけ病気という恐怖を幾分なりとも和らげるために、科学はこれまで大いに貢献してきたし、今後もなお一層貢献するであろう。半面、科学とは別に、その領域を超えた向こうに不可抗力の存在があって、それこそ人間の心を揺り動かすという事実をわれわれはとかく忘れがちである。科学は理性と袂を分かつことはないが、感情、情動、情熱との関係はどうなのか。それらは科学に属さず、科学に忠誠を負ってはいない。科学的方法で研究し、分析し、定義づけることは可能かもしれないが、科学によってコントロールはできないし、それら特有のやり方を科学で正当化することはほとんど不可能である。本学（註：ジョンズ・ホプキンス大学）の創設に深い関心を示した偉大な哲学者（註：ベンジャミン・フランクリン）は稲妻を鎖で捉えたが、いったい誰が人間の気まぐれな魂を鎖で捉

> えることができるだろうか。時に至福の幻に狂喜し、時には邪悪の泥沼にのたうちまわる奇妙な個体である人間に、この世のもの、神のものを問わず、どのパン種も永遠の変化をもたらしたものはない。
>
> 「科学のパン種」の章より

　自然科学と人間の理性は相反するものであるが、その存在をお互い無視することはできない。人間のこうした情動は科学を超えて、人の心を突き動かすからである。科学的根拠だけを並べて病状説明をしても、患者の行動変容に繋がらず、情動・情熱に訴えかけるとうまくいったという経験は、医師は誰しも経験することであろう。われわれは患者の感情、家族の感情、そして医師の感情までも学びつつ、成長していくのである。

Q2
> ◉指導医と「科学のパン種」
> 「指導医のあなたは、どのような指導を心がけますか？」
> 研修医は医学生に、後期研修医は初期研修医に、スタッフは後期研修医に対して教え、また逆に教えられ、どの世代でもあなたの周りには、「教え・教えられる環境」がある。
> さて、あなたはどのような指導を心がけていますか？

　医師に限った話ではない。一般企業や公務員でも、教育は社会人にとって大きな課題である。なぜなら、「教育のないところに成長はない」と言っても過言ではないからである。

　あなたの周りの教育環境、あなたが行っている教育について考えていただきたい。

　オスラーは教育について、次のような考察をしている。

> 教育とは何だろうか。それは外界の事物がわれわれに及ぼす働きかけによって起こる微妙な、かつ緩慢な変化にほかならない。つまり、

> あらゆる時代の偉大な精神の持ち主が書き残した記録、自然と人為的なものとが美しく調和した環境、仲間である人間の善し悪しがわれわれに及ぼす影響——まさにこういうものがわれわれを教育し、発達過程にある精神を形成する。(中略)
> 医術、それを最大限自分のものとするには、終始一貫、理想を追求しなければならない。すなわち理想の追求とは「すべての者が熱望する医術の火を鏡に写したものであり、(理性の強さにより)その焰(ほのお)は明るくも暗くもなる」。科学、その冷厳な論理は、精神を独立させ、自己欺瞞(じこぎまん)や中途半端な知識の罠に落ち込むのを防いでくれる。
> キリスト教的愛、その感化を受けて、われわれ医療に携わる者は、それに相応しい歩み方をするために、その愛に生き、行動し、存在を保ち続けてゆかなければならない。
>
> 「科学のパン種」の章より

　「教育」とは、知識を単に教えることと捉えがちだが、「外界からのさまざまな刺激による学習者の変化である」とオスラーは述べている。

　確かに、たとえば肺炎について研修医に教育する場合、細菌学的考察、画像的考察、抗菌薬の選択などを指導することが多い。しかし、在宅診療なのか、外来診療なのか、院内診療なのか、あるいは医療が行き届いていない発展途上国か、などの環境的要因で、診断から治療までその対応は異なる。

　あるいは、患者の医療に対する考え方は、個人や地域によっても異なる。"科学的訓練"は冷静な判断に不可欠であるが、教育は種々の要因が入り交じりながら行われるため、理想の追求が不可欠なのである。

（平島　修）

5 医学の歴史を振り返るとき
オスラーに影響を与えたプラトンとヒポクラテスの思想

　古代バビロニア（紀元前 2000 年頃）には、医師がいなかった。病人が出ると、家族は病人を広場へ連れて行く。通行人は病人に必ず症状を訊ね、自分や知り合いに同じ病気を治した経験があれば、その治療法を教えてやるのだ。

　オスラーは、哲学者や作家の医師論や医師批判に非常に興味を持っていたようである。古代ギリシャの哲学者プラトン（紀元前 427～347 年）や医師ヒポクラテス（紀元前 460 年頃～370 年頃）の思想からも、オスラーは大きな影響を受けている。哲学者ソクラテス（紀元前 469 年頃～399 年）が処刑された紀元前 399 年、当時ヒポクラテスは 60 歳くらい、ソクラテスの弟子であったプラトンは 28 歳の青年であった。『平静の心』の中の章タイトル「プラトンが描いた医術と医師」とは、オスラーが 1893 年に行った講演である。

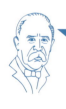

> わが医学史クラブでは昨年の冬よりギリシャ医学を取り上げ、その考察を行ってきた。病理学のウェルチ教授がまずアスクレピオス神殿とその信仰について簡単な紹介と解説を行い、その後、ヒポクラテスの著作の中から内科学、衛生学、外科学、婦人科学を順次取り上げ、皆でヒポクラテスを系統的に学んだ。われわれの興味を引くものは数多くあったが、その中でもとりわけ重要だと思われた点は、医学は、一つの技術（アート）としてヒポクラテス以前にかなりの大発展を遂げていたこと、すなわち解剖学や生理学などの基礎学問がなかったにもかかわらず、医学はかくも進歩していたことである。
>
> 「プラトンが描いた医術と医師」の章より

太陽神アポロンとコロニス（テッサリアの国ラリッサ領主プレギュアスの娘）の間に生まれたアスクレピオスは、ギリシャの代表的な治癒神である。アスクレピオスの蛇（知恵の象徴）は、生命と死に及ぼす半魔術的な力の象徴でもあった。杖に蛇がからまる右の図案は「アスクレピオスの杖」と言い、医学のシンボルとして今なお、世界中で広く使われている。アスクレピオス神殿はしばしば病院の機能も兼ね、医学校のこともあったという。

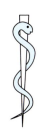

　ギリシャ時代の一般的な医療のあり方について、オスラーは講演内でこう言及している。

> ギリシャ黄金期の医学は、今日と同様、科学と体育と神学との三巴（どもえ）に関係し合っていたと推定される。
> 四世紀初め、アテネ人の父親が育ち盛りにある病弱な息子のことで心を痛めていたとしよう。咳が気にかかったので、それについてヒポクラテスの助言を仰ぐ、あるいは息子をタウリアの体育場に送り、系統だった体育の訓練を受けさせる、あるいは「人事を尽くしたあとは」というソクラテスの忠告に従い、アポロの息子で"医神"と仰がれるアスクレピオスを通して、エピダウロスあるいはアテネの神殿でアポロ神の助けを請い願う──こういうアテネ人の姿は容易に想像がつく。
> 「プラトンが描いた医術と医師」の章より

　また、古代のギリシャ人やインド人は、「体液病理説」を見い出した。体にはいくつかの基本体液がある。ふだんはそれらの量、または質の点で調和を保っているが、その調和が崩れると、病気になると考えられた。ヒポクラテスも四大体液は血液、粘液、胆汁と水であるとし、病気はすべて胆汁と粘液の作用だと考えていた。プラトンは著作『ティマイオス』で、胆汁・粘液説に沿った体液病理説を展開している。
　現代に生きる私たちは、病気にはたくさんの種類があることを知っている。しかし、古代人たちの考えでは、病気は体液の異常の1つだけ

であり、それがいろいろな顔をもって現れると信じられていたのだ。

　精神と肉体のバランスと病気の予防について、プラトンはこう言及しているとオスラーは語る。

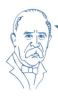

> 肉体と精神の両方を等しく働かせて、均衡が崩れるのを予防しなければならない。「身体を伴わないで魂だけを動かすことも、魂を伴わないで身体だけを動かすことも、どちらもしないということでして、それはつまり、双方が〔互いに〕自分を防御して、〔相互に〕均衡を保ち、健康なものになるようにというためなのです」。そこでプラトンは、数学者に体育に親しむように、身体づくりに気を配っている人には音楽や哲学の素養を身につけるようにと勧めている。プラトンの勧めた治療法は単純なもので、彼が病気治療のための薬に信頼を置いていなかったことは明白である。
> 　　　　　　　　　　　　　　　「プラトンが描いた医術と医師」の章より

　ヒポクラテスは「自然治癒説」を唱えている。医師の仕事は人の自然治癒にチャンスを与えることであって、これを妨げるものがあれば取り除けばよいと考えた。ヒポクラテスの時代には、医師は病人を求めて、さまざまな場所へ移動していたようである。患者がたくさんいる場所では、臨時に「診療所」を作り、しばらくの間そこで診療にあたったようだ。医学知識の蓄積が十分でなかった頃に展開されたヒポクラテス医学は、病名が存在しない病理学だった。しかし、自然治癒力を重要視していることは、近代医学に通じる思想である。

　医学の進歩は、その後もゆっくりとしか進歩しなかった。18世紀になっても、身体の衛生、介護、医療に関する仕事の分業は、未発達のままであった。理髪店の看板である「赤、青、白」のサインポールは、「動脈、静脈、包帯」を表し、当時、身体の衛生状態を管理する理髪師が、外科の仕事を兼ねていたことを物語っている。最近150年間で衛生学の知

識が普及し、抗菌薬が発明され、さまざまな疾患の病因がわかり、医学は急速に進歩を遂げてきた。

　医学生のとき、医学史の授業は眠くて仕方がなかった。講義する教授に向かって、「歴史は本に書いてあるのだから、最新の医学知識を教えてくれよ！」と心の中で叫び続けていた。しかし今、60歳に近づくにつれて、ようやく先人の業績や医学に対する考えを知ることの重要性がわかってきた。

　If I have seen further it is by standing on ye shoulders of Giants.

　この、「私がかなたを見渡せたのだとしたら、それは巨人の肩の上に立っていたからである」という言葉を残したのは、物理学者ニュートン（1643〜1727）である。先人の業績や思想のうえに、科学は進歩していくのである。

　2050年には、血液1滴から疾患の遺伝子診断ができ、癌も完全に克服されているかもしれない。人々は120歳までの寿命を楽しむ時代が来るであろう。しかし、「肉体と精神の両方を等しく働かせて、均衡が崩れるのを予防しなければならない」というプラトンの思想は、いつの時代にも私たちの規範となるであろう。

参考文献
梶田　昭：医学の歴史．講談社学術文庫，2003．

（山中克郎）

オスラー名言集 2

平島　修

> ## Learn from each patient.
> それぞれの患者から学びなさい
> 　　　　　　　　　　　ウィリアム・オスラー

　教科書や論文から疾患を知るのではなく、それぞれの症例を見つめて学びなさい。すべての症例には学びがあり、技術向上の飛び石になるのである。

Case 1　　　　　　　　　　Case 2

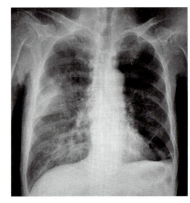
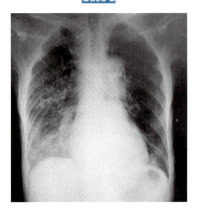

　Case 1 と 2 は、80 代の発熱・咳嗽・呼吸困難を主訴に来院した症例である。肺炎は死因の第 3 位（2018 年現在）で、医療者であれば必ず出合う疾患である。肺炎診断には、問診、診察、胸部 X 線検査、検体検査（血液・喀痰）が行われる。

　Case 1 と 2 は、病歴から肺炎が疑われ、胸部聴診を行うと、Case 1 では右背面で pan-inspiratory crackles を聴取し、Case 2 では crackles は聴取しなかった。胸部 X 線検査は、提示写真のように

共に浸潤影を認めた。Case 1 は病歴と診察所見そして X 線所見から、「細菌性肺炎」として喀痰検査を元に抗菌薬治療を行った。しかし、Case 2 は病歴は肺炎らしいが、cackles を聴取できない理由を検討したところ、下記の 3 つの可能性を考えた。

❶ 診察者の問題：手技の問題（聴診器の当て方、使い方）、聴診器の性能。
❷ 患者の問題：深呼吸ができない（難聴などで指示が入らない）、重度の慢性閉塞性肺疾患があり、肺音自体がほとんどしない。
❸ 疾患の問題：crackle を聴取しづらい細菌性肺炎（異型肺炎）、あるいは肺炎ではない（間質性肺炎、肉芽腫性疾患、肺がんなど）。

もう一度陰影部位を丁寧に聴診したが、crackles は認めず、❶あるいは、❷の要因は否定的で、❸の検討のため、胸部 CT 写真を追加したところ、浸潤影および腫瘤影を認めた。抗菌薬治療を行い発熱は軽快したが、腫瘤影は残存し、最終的に「閉塞性肺炎を伴う肺がん」という診断となった。

【コメント】
　発熱・咳嗽・喀痰を主訴に訴える患者は多く来院するが、同じように見える肺炎でも、患者一人ひとり、その訴え方も、診察所見も違う。典型的な病歴・診察所見と違う違和感の裏に、見逃しやすい稀な疾患が隠されていることがあり、そのために使うのが、精査のための医療機器である。
　患者一人ひとりから学ぶという「経験」は、どの教科書からも得られない貴重な成長の糧となる。

教師と生徒

1 医学生を病院で学ばせるとき

Aさんは、市中病院の勤務医である。近所の医学生から、休日を利用しての病院見学の希望があった。大学の指導教官の許可は得たとのこと。

Aさんは、医学生を受け入れることが現場の活性化につながる可能性を期待している。しかし一方で、医学生の実習を受け入れることによる患者とのトラブルが心配になった。

果たして、医学生の実習を受け入れるべきか？

最近の医学部教育では、臨床実習の拡大が勧められている。大学病院のみならず、市中病院や診療所での実習も勧められるようになった。現在、Aさんのような事例も多いことだろう。ではここで、オスラーの意見を聞いてみよう。

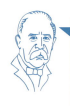

患者は病棟に学生がいるのを好まないとよく言われるが、そのような意見はまったく馬鹿げている。私の経験から言えば、その逆である。私は25年以上にわたって病院の医師として勤務し、主として病棟で教育を行ってきた者であるから、この点に関しては確信をもって申し上げることができる。**普通の分別心を働かせて、思いやりのある気持ちを持って患者に接するのであれば、学生が病棟にいてもほとんど支障はない。**医療の現状から見て、学生達の援助なくして一流の病院業務をこなすことは極めて難しい。われわれは病院のレジデントにあまりに多くを期待しすぎる。レジデントの数はその仕事量が大幅に増えているにもか

> かわらず、それに比例して増えているわけではないし、日常業務の
> 大半は、上級学年の医学生でも十分にやれる仕事である。
>
> 「病院は大学である」の章より

　大学の講義室から医学生を解放し、病院での実習を主体とした臨床医学教育を導入したのは、オスラーである。「クリニカルクラークシップ」という言葉は、最近日本の臨床実習でも使われるようになった。しかしながら「クリニカルクラーク」とは、チーム医療の重要なメンバーであるので、学生がクラークとして診療に参加しなければ「クラークシップ」とは言えない。

　私自身も、2009年から「闘魂外来」を全国展開している。「闘魂外来」とは、救急外来や初診外来における診療参加型臨床実習である。学生が診療に参加することによって、患者さんからはとても喜ばれるようになった。学生は真剣かつ親切な態度で、患者さんの話を聞き、診察を行う。悩みを聞いてくれる医学生に対して、感謝する患者さんも多い。医学生が血圧を測り聴診器で心臓と肺の音を聴く。その診察を受けると、患者満足度は上がる。

　診断や治療に関するテクノロジーが発達した結果、レジデントの日常業務が膨大になった。もしレジデントが多忙であれば、病歴聴取のなかで、システムレビューなどは医学生にやってもらうとよいだろう。血液培養の採取やグラム染色鏡検なども、医学生を訓練すれば上手にできるようになる。指導員の監督下であれば、医学生は診療行為もできるのだ。

> 　Bさんは、大学医学部の卒後臨床研修センターの教員である。新年度のカリキュラムでは、医学生に新患外来での実習を導入したいと考えている。ある医学生のグループからは、「外来実習を半年位の大規模なものにしてほしい」との希望がある。
>
> 　Bさんは、そのような大規模な外来実習を導入してよいものか悩んでいた。

従来の臨床実習は、病棟での実習が主体であった。すでに紹介元の病院で診断が確定した患者さんが入院し、学生が次々と割り当てられることが多い。2週間もの間、その1人の患者さんの病態について深く調べることが要求されるので、その病気の各論的知識は深まる。

　が、その一方で医学生たちにとっては、病院の外来に訪れている多くの患者さんの診断や治療についての知識やスキルが「増えた」という実感がないのが、正直なところであろう。

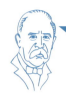

> 各臨床ユニットの学生は、6週間の短期コースではなく1学期間継続して、熟練した指導のもとに日課として外来診療に立ち会うべきである。こうすれば、すぐにも学生は病歴がとれるようになり、患者の診察のやり方を覚えて、学生のとった外来カルテがしだいに価値あるものになってくる。もちろん、このためには豊富な臨床材料、教育用の適当な外来スペースの確保、十分な機械器具、さらには、その仕事を喜んでやる若い有能な人材などが必要なことは言うまでもない。
> 「病院は大学である」の章より

　オスラーの言葉にある「1学期間」とは、セメスター制なので、「半年間」のことである。オスラーは、「4年間のアメリカの医学部教育のうち、後半の2年間は病院の中で過ごすべき」とした。そして「最初の1年間は主に外来で、そして次の1年間は主に病棟で学ぶべき」としている。

　前述の「闘魂外来」は、オスラー式である。医学生は多くの患者さんの診察を行い、カルテを書き、指導医とディスカッションを行う。血液検査の採血や輸液ルートの確保も、すぐにできるようになる。そのためには、外来看護師の協力は不可欠である。1〜2次の救急外来や、紹介状なしで初診外来に受診する患者さんはフレッシュケースなので、医療の最前線となる。ここでは実践的な臨床推論能力を急速にアップさせていく医学生たちの満足度も高い。

教師と生徒

CASE 3

Cさんは、ある市中病院の勤務医である。大都会で開催されている研修病院説明会などには毎年ブースを出しているが、研修医の応募が少ないのが悩みである。

よく大都会で開催されている研修病院説明会は、日本式の就職説明会とほぼ同じ発想で行われている。都会型人気病院に行列ができる一方で、多くの市中病院ブースに集まる医学生は少ない。これは一般の学部学生が有名企業に集中するのと同じ傾向が一般の医学生にもあるからだ。

一般の医学生は、「どういう病院が良い研修病院であるか」という情報を、ほとんど全く持っていない。病院の情報を知るためには、その病院で実習するとよい。研修病院側も、病院実習を多く受け入れるとよい。医学生も病院職員も共に仕事をすることによって、お互いをよく理解できるのだ。

3、4年次の学生にとって病院はまさに大学である。3年次の学生にとっては外来やクリニックが、4年次の学生にとっては病棟が教育の場である。学生は病院にいて、その機構の一部となり、なくてはならない役割を果たす。学生の働きなくして病院は最高の業務を行うことはできないであろう。**病院は、学生が将来開業して独り立ちしたとき役立つ技術(アート)の基礎や教訓を修得する唯一の場所である。**外来診療部や病棟に学生を置くことによって、病院の地域社会への貢献度は倍加する。病棟医だけを伴って孤独な回診を行っている医師は、遅かれ早かれ、臨床の無感動状態(クリニカルアパシイ)に必ず陥るものだが、学生がいれば、それが刺激となって、無感動状態を免れることができる。**医療全般からみても一般の人々にとっても、学生の存在は益するところが大きい。**若い学生に実地教育を授けるならば、彼らは良い方法を携えて全国各地に散って行き、病院の業績を大いに広めてくれよう。医療職の補充は、自分で考え、観察する術を教えられた人達によって行われる。

「病院は大学である」の章より

アメリカでの3年次と4年次とは、日本での医学部5年生と6年生に相当する。オスラーの時代の「開業」とは、病院のレジデントを終了して独り立ちすることを意味している。医師は、医学生時代の衝撃的な体験を、一生忘れることはない。そのような体験は講義室ではなく、臨床現場でのみ体験されうるのだ。

　学生が集まらない病院には、研修医も集まらない。いや、「学生を集めない病院には、研修医が集まらない」と言える。学生の口コミは、パワフルである。医学生1人に対して素晴らしい教育を授けた病院の評判は、医学生数十人、いや、数百人に拡散する時代になっている。

　故日野原重明先生（聖路加国際病院名誉院長）が訳語として使った"臨床の無感動"。オスラーは、それを"クリニカルアパチー（clinical apathy）"と言っていた。「アパチー」とは、無気力のことである。

　さあ、無気力状態に陥らないよう、近くの医学部とネットワークを作り、土日を利用して医学生たちを病院に集めよう。そして学生と一緒に患者さんを診る。大都会の病院説明会にブースを出すより、その病院にとってはるかに有益なものが得られるであろう。

（徳田安春）

2 病院の教育を変えたいとき
改革へのチャレンジ

> ⦿指導医の立場：Hの場合
>
> 　Hは卒後6年目の医師である。初期研修を東京の大病院（750床）で終えた。家庭医療の専門医をめざし、3年間の後期研修は田舎にあるこのS病院（200床）で行った。
>
> 　昨日、院長から呼び出され、大学病院から当院に1カ月ずつ実習に来る医学部5〜6年生の教育担当責任者になるように言われた。

　米国ECFMG（educational commission for foreign medical graduates：外国医学部卒業生のための教育委員会）は、「2023年以降は、国際的基準で評価を受けた医学部の卒業生にのみ受験を許可する」と2010年に通告した。医学部卒業の国際基準をクリアするため、わが国のどの大学でも、臨床実習を大幅に増やさなければならなくなったらしい。大学での臨床実習には限界があるので、どの大学も地域の病院に医学生を送り出して、臨床実習を依頼している。「大学こそ、本来実践的な臨床を教える場なのに、臨床教育の丸投げじゃないか？」と感じたが、しばらく考えて気を取り直した。

　この機会に医学生のみならず、当S病院の研修医や指導医にとっても刺激になる教育システムを構築すればよい。これは絶好の機会ではないか！　私（H）はオスラーの著書『平静の心』の言葉を思い出した。

　オスラーは43歳という若さでジョンズ・ホプキンズ大学内科教授の職に就いていた。1892年に、ミネアポリスのミネソタ州立ミネソタ大学医学部に招待されて、医学生と教師のために「教師と学生」という講演をしている。

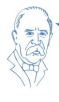
外科医・内科医を問わず、教師は学生に自立の習慣を教え、病める人間を治療する際の優しさ、忍耐、礼儀正しさについて自らが模範を示さなければならない。（中略）「臨床教育の充実とその徹底および臨床教育期間の延長の必要性」、あるいは「講義室で得られる曖昧な知識でなく、病棟で得られる正確かつ危急に臨んで対応できる知識に基づき、学生に直接患者を見せて指導する重要性」、「若い医師達に病棟で学生の指導者や助手として働くことを勧めることの適否」、「病院の内科医・外科医が自らの技術の進歩に貢献しなければならない義務」などの諸問題について述べてみたい。

「教師と学生」の章より

と、その講演の中で、病院で学生に患者体験の機会を与える重要性について述べている。

今の時代は大都市での専門医研修を希望する若手医師が多く、地方大学は入局者が少ないという。そのような日本の現状の中で、大学から地方病院に定期的に医師を派遣してもらうことは厳しい時代だ。でも、熱意にあふれた優れた臨床教育が学生の間で話題になれば、もしかしたら数年後に、当院に赴任する人がいるかもしれない。さらに、後輩に当院での初期研修を勧めてくれるかもしれない、という期待もあった。

そうだ！　学生ができるだけベッドサイドで学べるようなシステムにしよう！

◉医学生の立場：Nの場合

　Nは医学部6年生である。大学のカリキュラムで、地域医療実習として1カ月間、地方にあるこのS病院に実習にやってきた。

　大学病院では、すでに診断がついている珍しい病気の患者さんを担当することが多かった。担当医も外来や検査で忙しく、学生の相手をしている暇はないようだった。学生用のカルテに症状や診察結

> 果を書くように言われていたが、何もできない学生が患者さんのところに長く滞在するのは迷惑になると思ったので、病歴や身体所見、検査所見、考察までも、担当医の書いたカルテを適当にコピー＆ペーストすることが多かった。「国家試験の勉強で忙しいだろう」と指導医から言われ、午後からは自主勉強となることも多かった。

　実習先のこのＳ病院では、学生は研修医と２人で患者を受け持つ。
　私（Ｎ）は研修医から指導は受けたが、基本的には自分で病歴を聞きに行かなくてはならなかった。なぜなら患者は先ほど救急室から入院したばかりで、誰も病歴をまとめていないのだ。研修医も「君に任せたから」と言って、他の受け持ち患者の治療に出掛けてしまった。こんなに責任感を持たされて実習することは初めてだ。もちろん不安は大きいが、皆から信頼されているという嬉しさがある。自分がしっかり勉強しなくては、患者が不利益をこうむる。
　しかし、それにしてもこの病院は勉強会が多すぎるのでは？　医局勉強会、感染症勉強会、総合診療勉強会、ＣＰＣ、内科カンファレンス…（毎日じゃん！）。ランチタイムぐらい１人でのんびりと過ごしたいのに、昼食を食べながら症例カンファレンスがある。教育症例を、研修医や専攻医が競って提示している。
　症例カンファレンスでは、最初に必要最小限の病歴が提示される。司会の上級医が、「他に聞きたいことはないか」と質問してくる。自分で診察しているかのような臨場感だ。どんな問診をすれば病名にたどりつくことができるのだろう？　そこでは、いろいろな大学から実習に来ている医学生が答え終わると、次は研修医が答える。核心をついた質問が多い。さすがだ。問診と基本的診察所見だけで、いかに鑑別診断を絞り込むかが試される。こんなカンファレンスが毎日あるのだ。指導医は「鑑別診断の筋トレ」と言っている。毎日ルーチンに決まったカリキュラムをこなすことが重要であるのだと。
　そういえば、私の尊敬するオスラーも、こんなことを言っていた。

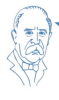

> どうしたら多くの仕事をこなすことができるか。(中略)それは「システム」である。
> 毎日忠実にやってゆくならば、システムはどんな無気力な者の性質にも浸透してゆき、学期末には、普通の能力を持った学生なら、単発的に詰め込み勉強をする学生よりはるかに学業の面で進歩が見られることであろう。この徳は、目下勉強時代にある諸君にとって極めて貴重なものであるが、臨床医になったときにも計り知れないほどの恩恵を与えてくれる。
>
> 「教師と学生」の章より

このS病院は、医学生や若手医師を非常に熱心に教育し、皆で成長しようとしている。学び続けてエビデンスに基づいた医療を実践しようとするだけでなく、「患者にとって何が一番重要なのか」を考えながら、患者に寄り添った医療が展開されている。

●ベテラン医師の立場：Yの場合

Yは臨床経験30年のベテラン医師である。数年前よりS病院で働いている。まだ何も医学のことを知らない医学生が、全国から実習の場として田舎のS病院に来てくれるのは嬉しい。50歳を過ぎてから地方のS病院に異動したのは、若手医師と交わり、もう一度内科を勉強し直したいと思ったからであった。

オスラーもこんな言葉を残している。

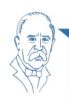

> 人は四十歳、五十歳になると、知らず知らずのうちに変化が忍び寄ってくる。肉体的には髪が白くなり、また筋肉の弾力が徐々に衰えてきて、(中略)この肉体的変化は、通常、精神的変化を伴う。(中略)受容力の低下と、知的環境の変化に対応できないという点である。四十歳以上の人が新しい真理をなかなか受け入れようとしないのは、こういった精神の柔軟性を欠くからである。

教師と生徒

> 年配の教師がこういう嘆かわしい状態に陥らないようにする唯一の防御策は、若く、受容性があり、進歩的な精神の持ち主である20代の人たちと交わって生きることである。
>
> 「教師と学生」の章より

　病院に若い医師や医学生がたくさんいるのは刺激になる。手技の面では若手医師に及ばないが、診断ではまだまだ負けたくない。今まで体得した臨床経験のうえに、最新医学知識を学び直せば、ベテランでも医師としてもっと成長できるように思うのだ。

　地域では急性期の医療だけでなく、訪問診療から在宅での看取りまで、継続的な医療を展開できることも面白い。訪問診療は多職種とのチームワークが重要である。患者さんは自宅に帰ると、予想以上に元気になる。不思議だ。

　以前ある機会に、故日野原重明先生(聖路加国際病院名誉院長)に「モチベーションが高くない研修医を指導するコツはありますか?」と質問したことがある。「一緒に飲みに行き、指導医は自分の失敗談を語りなさい。完璧に見える指導医にもこんな弱さがあるのかと研修医は実感し、医学を学ぶことへのモチベーションが高まります」と言われた。

　だから私(Y)の大切な役目は、近くにある家族的雰囲気の小さなビアレストランに、医学生や研修医を誘うことである。「お~い、学生・研修医諸君。仕事を早く終えて生ビールを飲みに行かないか」。

(山中克郎)

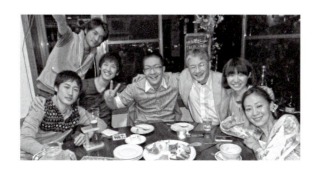

3 病院でベッドサイド教育を行いたいとき

オスラー流！臨床教育とは？

　今でこそ、わが国でもベッドサイド教育（bed-side teaching）が重視され、高学年の医学生が臨床現場にやってくるようになった。私の勤務する諏訪中央病院でも毎年数多くの実習生を受け入れている。こうした bed-side teaching の重要性をいち早く唱えたのもオスラーであった。

　1903年、ジョンズ・ホプキンズ大学医学部内科教授であったオスラー（当時54歳）がニューヨークの医学協会に招かれ、「病院は大学である」というタイトルの講演を行った。医学生3・4年次（日本の医学部5・6年生に相当）の臨床教育は、講堂ではなく、病院の外来や病棟のベッドサイドを中心に行うという、"病院を主体とする医学生の臨床教育法" について説明した。オスラーはその4年前（1899年に）、新しく創立されたジョンズ・ホプキンズ大学医学部の教授となって、医学教育の改革に力を注いできた。この実地教育を重視した臨床教育は、その後、アメリカ医学教育の本流となった。

◉オスラー流！臨床教育──医学生3年次

　オスラーが行った臨床教育を具体的に説明しよう。3年次の学生は外来が教育の場である。まず外来に隣接した部屋で、内科准教授から診断学の系統コースの指導を受ける。その年の後半期に、病歴作成の指導を受けてから、学生が病歴をとり、外来患者を診察する。週に3日、学生は診察室の隣にいる教師の元で、どのように診察し、どう臨床問題を解決するかの方法を習う。また1学期間にわたり週2回は2時間ほど、顕微鏡を用いて血液・分泌物・胃液内容物・尿などの検査法の手順を教わる。内科臨床講義では、階段教室で、その季節に多い疾患（たとえば秋は腸チフス、冬は肺炎など）の患者さんを教室に連れてきて、病棟に入院中の興味深い症例を観察させる、等々である。

その頃の背景として、1884年にデンマークのハンス・クリスチャン・グラム（1853〜1938）が「グラム染色」を発明しているので、オスラーの学生たちもグラム染色を行っていたのだろうか。大教室に患者さんを連れてくることは、今では人権保護の観点から不可能である。しかし、現代の日本でもなかなか実行できていない外来教育が、100年以上も前のアメリカで行われていたことは驚きである。

● 「シャーロック・ホームズ」の臨床推論

私の大好きな「シャーロック・ホームズ」シリーズが執筆されたのもこの頃である。その著者、アーサー・コナン・ドイル（1859〜1930）が診療の合い間をぬって執筆したシリーズ最初の『緋色の研究』（A Study in Scarlet）を発表したのは1887年だ。ホームズはワトソンとの最初の出会いで、ワトソンが負傷してアフガニスタンから帰ってきた軍医であることを言い当て、ワトソンを驚かせる。

「名探偵ホームズのモデルは、学生時代に教えてもらったエディンバラ大学医学校のジョセフ・ベル医師である」と、ドイルは回想している。ドイルら医学生が、ベルの外来を見学したときの様子が伝えられている。

ある女性が小さな子どもを連れてベルの外来を受診した。初めて会う患者であったにもかかわらず、ベルは患者に何も聞くことはなく、*出身地*や、*患者にはもう1人別の子どもがいること*、*どのような道を通って病院にやってきたかということ*を、見事に推理することができたのである。診察が終わって、ドイルたち医学生はベルに、どうしてそのようなことが患者に質問することなしにわかったのかと尋ねた。

「あの患者の話す言葉の訛りは独特だった。患者が連れてきた女の子のコートは、あの子にとっては小さめだった。だから私はきっと患者にはもう1人別の子どもがいると思った。患者の靴底に赤い土がついていた。あんな土があるのは、ここでは植物園以外にはない。植物園を通り近道をして病院に来たと推測したのだよ」

と、見事な推理の理由を述べたのである（エイブラハム・バルギーズ「医師の手が持つ力（A doctor's touch）」、TED Talkの動画より）。この時代には学生たちを感嘆させる観察力と推理力に優れた医師が、何人もいたのかも

しれない。

⦿オスラー流！臨床教育──医学生4年次

さて、話は戻り、4年次学生は病棟が教育の場である。クラスを3グループ（内科、外科、産科・婦人科）に分け、病棟内科クラークと外科手術助手として実習させる。内科では各学生に5～6人の患者を受け持たせる。学生は新患が入院してくるとその病歴をとり、尿・血液検査をし、院内の担当医を手伝い、患者の総合ケアに当たる。特徴は"労働を伴う実習"であり、学生は指導医、インターン、看護師と同様、自ら病院業務の責任の一端を担う。週に1回は決められた課題について、教室で復習のための授業を行う。

また、階段教室における週1回の臨床検討会があり、1学期の間に各学生は50～60症例について報告を行う。担当となった学生だけでなく、クラス全員も、その教育症例を症例検討会で学ぶことができる。

⦿そして今、私の現場では

数年前から諏訪中央病院もたくさんの医学生実習を受け入れるようになった。定期的に実習学生が来るのは、京都大学（2週間）と信州大学（1ヵ月間）からである。2015年度は全国12大学から合計37名の医学生が、1週間以上の実習に訪れた。気候がよい夏休みには、全国からたくさんの医学生が数日間の見学に訪れる。外来は見学だけであるが、病棟では担当患者を決めて毎日の診察を行う。チームリーダー医師とのグループ回診や、症例検討会にも参加してもらう。実習終了までに、内科症例検討会で受け持ち症例を発表することを義務としている。

私はベッドサイドで医学生と一緒に回診することが好きだ（図1）。患者とのコミュニケーション、どのように問診を進めるか、狙った身体所見の取り方、それらの情報からどう鑑別診断を絞り込むかを、講義で説明することは難しい。私自身が診断を間違えることももちろんあるが、そのような姿を見せ、医学生と一緒に疾患を勉強するという姿勢（図2）を見せることは大切だと考えている。

オスラーは「教育をしない病院は一流ではない」と述べている。ベッ

教師と生徒

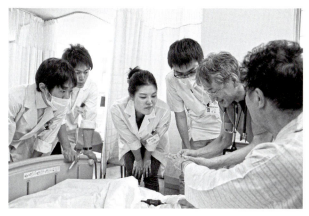

図1｜全国から実習に来た医学生とのベッドサイド回診

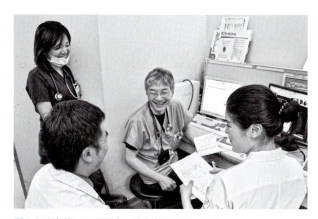

図2｜診察前には医学生に症例提示をしてもらい、
鑑別診断について話し合う

ドサイド教育は大変重要な教育手法であり、病院で勤務する医師にとっても医学生から刺激を受けることは多い。

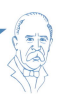

⊙教育をしない病院は一流ではない
教育をいっさい行わない病院は一流の仕事をしているとは言えまい。そういう病院は、症例に対してあまり強い関心を払おうとせず、徹底的な症例研究も行わない。病院専属の指導医

> は、助手や学生に教え、そのことによってかえって教えられるという機会がなければ、日常の緊急事態に忙殺され、杜撰(ずさん)な診療をしかねなくなる。病棟に学生を置いている病院では、患者は慎重な診療を受けることができる。病気は徹底的に究明され、医療過誤もはるかに少なくなる、と言っても差し支えあるまい。
>
> 「病院は大学である」の章より

(山中克郎)

4 何をどう教えるかに悩むとき
使える知識を持て！

　オスラーは50歳のときに、母校のカナダ・マギル大学で医学生・教職員のために「25年後に」という講演を行った。これはオスラーが当時25歳の若さでマギル大学の講師として教壇に立ち、そして25年経過した時点で医学教育のあり方を説いた演説で、自身のこの25年間の教育活動を振り返り、教師に必要な資質と指導方法について述べたものである。

　さて、医師は少人数の勉強会から大きな講演会まで、誰しも「教えながら学ぶ」ということを経験するだろう。ここではオスラーの教えと共に、医師が研修医に、医学生に、看護師に行う教育のあり方について考えてみよう。

◉オスラー、大学講師を大胆に分類する！

　最初に、オスラーは、大学講師は以下の4つに分けられると述べた。

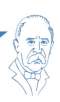

> 大学講師は4つに分類される。
> 第一の型は、考えることはできるが、口をきかず技術を持たない者である（後略）。
> 第二の型は、（中略）しゃべるばかりで、考えず研究もできない人達である。
> 第三の型は、技術は持っているが、しゃべったり考えたりできない人達である。
> 第四の型は、これら3つの――考える、話す、研究する――ことのできる大層稀な教師である。
> 　　　　　　　　　　　　　　　　　「25年後に」の章より

オスラーは大学講師を、「考える」「話す」「研究する」の3つの視点で分類した。この3つのバランスがとれていればベストだが考えることはできるが話せなければ、自分よがりで結果の出せない大学講師となってしまい、話はできるものの考えることのできない講師は、毎年同じ授業でテキストブックを読み上げるだけの教育になってしまう。

　ではこの3つ、「考える」「話す」「研究する」のバランスのとれた指導とは、どのようなものだろうか？　CASEをもとに考えてみる。

> **CASE**
> あなたは10年目を迎えた総合診療医である。
> ある大学の医学部から、特任講師として「総合診療」のカリキュラムの授業を任されることになった。これまで院内の研修医に対して指導を行ってきたが、大人数を前に講義をするのは初めての経験で、どのような講義をしたらよいのか悩んでいた。

　中堅の医師は、病院の中では最も重宝され、それまで身につけてきた実力が問われる年代であろう。病棟では診療科で入院患者全体の治療におけるリーダー的存在であり、また栄養サポートチームや感染対策委員会などコメディカルスタッフとの連携業務を担い、さらには臨床研究・学会発表・研修医教育まで、期待される業務は多岐にわたる。「実践」「研究」「教育」のリーダーの役割を同時に担うため、タイムマネジメント能力が問われ、また医師としてそれまでの力量を最大限に発揮できる、一番やりがいのある時代とも言える。

　そこで、今回任された任務が、大人数の前での講義である。初めての経験に戸惑っていると、オスラーの言葉が聞こえてきた。

「何を教えるか」よりも、「いかに教えるか」に悩む。
「25年後に」の章より

25年間教育に携わってきたオスラーは、教育において悩むのは、「What？」ではなく、「How？」であるとつぶやいていた。

われわれは医師になるまで、高校・大学受験と難関の試験を乗り越えて、医学部に入学する。入学後もすべての学科で試験が行われ、最終の医師国家試験は、10人に1人は不合格という現実がある（註：2017年医師国家試験合格率は88.7％）。医師になるためには、幾多の試練を乗り越え、他を蹴落としながらも進むため、「"試験合格のための"教育・勉強法」が主流となっている。そのため、「知識を詰め込み、他と比較する」ことが、医学教育の根底にあった。

しかし、実際の医療現場に入ると、競争原理ではなく、患者を診療するすべての人と知識を共有し、現場で考えながら知識を使うことが重要になる。また、現場では暗記だけの知識では解決困難な状況が多々起こる。これまでと同じような、試験に合格するための詰め込み式の教育法では、知識を獲得できなかった者や柔軟性のない学習者は現場で失敗し、患者の不幸を招きかねない。

> 現存する諸悪の根源は、プラトンの言う「教育とは一生にわたる過程であり、学生は大学時代にその一歩を踏み出すにすぎない」という大原則を、教師、学生、そして試験官が無視していることから生じている。（中略）
> われわれに為しうることは、**学生に諸原理1つひとつを教え込み、学生を正しい道に導き、方法を授け、勉強のやり方を教え、本質的なものとそうでないものを早くから識別しうる方法を教えることである。**
>
> 「25年後に」の章より

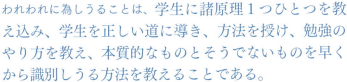

オスラーはこれまでの詰め込み式教育法を痛烈に批判し、教師が学生に教えるべき内容は、その知識の背景にある原理や歴史、勉強のやり方が重要であると説いている。医学知識の量は現在に比べて少なく、確かなものではなかった120年前に述べられたこの言葉は、医学だけにか

かわらず、すべての教育に通じる。

現代は情報氾濫の時代である。知りたい情報は、インターネットさえあれば世界のどこにいてもアクセス可能である。書籍も、キーボードを叩くと目の前に届けられ、電子書籍ならば即座に読むことが可能である。この10年ほどで、われわれの情報に対する考え方はガラリと変わった。

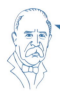

諸君すべてに覚えておいていただきたいことは、医学生の目的は化学者や生理学者や解剖学者になることではなく、病気を見分けてその治療法を学ぶこと、すなわち、どのようにして臨床医になるかを学ぶことである。（中略）
「人間が使うことの出来る知識こそ真の知識であり、その知識は内に生命と成長を含み、実践力に転化するものである。それ以外の知識は、脳のまわりに埃のようにつき、あるいは石の上に落ちる雨の雫のように干からびる」（フルード）[1]

「25年後に」の章より
1) 英国の歴史家・文筆家。引用は "Om Progress," Short Studies on Great Subjects, London, Longman Green, 1886, vol.2, p.373.

われわれが学ぶべき知識は、試験の合格を目標とするものではなく、「患者を幸せにする」知識である。そのためには、知識が現場でどのように使われるのかを意識しながら覚えることが重要であり、試験が終わればすべて忘れてしまうような勉強法では、時間の無駄であろう。指導者も、知識が現場でいかに使われているかを意識すべきである。情報が多すぎてすぐに暗記が難しい内容は、語呂合わせを使ってでも、現場に生かす努力をしていただきたい[1]。

⦿ いつの時代も「真の知識」の実践を！

ところで、この「人間が使うことの出来る知識こそ真の知識である」という言葉は、同時代120年前の日本では流行語だったに違いない。日本人なら知らない人はいない、この人が、同じことを日本に広めて

教師と生徒

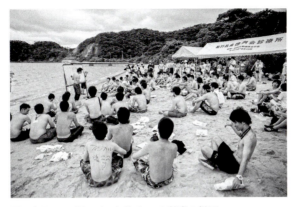

図1 | Japan Physical Club での教育の様子
腹部の診察技法について、ビーチで参加者全員の腹部を使った教育を行った。

2017年9月16〜17日奄美大島にて、「Japan Physical Club 2017」を開催。日本をリードする教育者と身体診察を身体を動かしながら学び、住民との対話を通して「医の心」を学ぶ2泊3日の合宿にて。

いた。

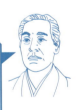

> 学問はただ読書するだけのものではない、(中略)
> 学問で重要なのは、それを実際に生かすことである。
> 実際に生かせない学問は、学問でないのに等しい[2]。

　これは当時、日本人10人に1人が手にしたというベストセラー『学問のすすめ』(1872年)で、福沢諭吉(1835〜1901)が述べた言葉である。福沢諭吉の「実学」は、生活に役立てるための学問から、経済・産業の発展のための学問として日本中に知れ渡った。この考え方は、現代の医学教育にも通じている。

　私が行っている教育プロジェクト「Physical Club」も、「知識をいかに使うか」を重視して指導している。どの教科書にも書かれている内容(診察技法)であっても、実際には行われていないことが少なくない。参

加者全員が「身体を使って、診察技法をいかに使うかを考える」という教育を行っている。思い切って講義室を飛び出し、ホワイトボードをビーチへ持って行って教育をしたのが、「Japan Physical Club」である（図1）。

「講義形式の授業から、体験型学習を」「学生に対する知識の試験廃止を」と唱えたオスラーの時代から、すでに120年が経過している。医師国家試験も、知識を問う問題から、知識を使って考える「知恵」を問う問題が増えてきているものの、まだまだ十分とは言えない。

「知恵」は実践のなかで学ぶものであり、これから「25年後」には、よりいっそうの早期体験型学習が医療界で行われていることを望む。

CASE その後

担当したあなたは、オスラーの教えを学び、医学生をグループに分け、実際に経験した症例をもとに、患者役・患者家族役・医師役・看護師役・その他医療スタッフ役に分かれ、それぞれの視点から症例を考えるグループワークを行った。それぞれの問題に関しては可能な限り、学生自らが教科書やインターネットでその答えを調べながら、自らの力で解決できるよう配慮しながら授業を行った。

文献
1) 徳田安春（編）：鑑別診断ネモニクス．メディカル・サイエンス・インターナショナル，2017．
2) 斎藤　孝（訳）：学問のすすめ　現代語訳．ちくま新書，2009．

（平島　修）

5 良き教師をめざす決心をしたとき

　前述のとおり（p.59）、オスラーは、ジョンズ・ホプキンズ大学の教授として新しい医学教育を実践していた50歳（1899年）のときに、母校マギル大学の医学生と教職員のために、特別講演「25年後に」を行っている。このとき、オスラーはマギル大学で講師だった時代を25年経ってから振り返り、効果的な教育方法、教育理念、望ましい医師像について語った。

　この講演でも文学作品がよく引用され、教養の香りを感じることができる。講演の冒頭は次の言葉で始まる。

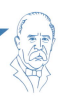

> 幅広く、かつ満足すべき人生観を持つことができるのは、2つの視点から物事が眺められるときである。1つは、「うら若き青春が露と消えぬまに、まばゆいばかりに輝く暁光を浴びて」[1] 丘の麓に立ち、これからの旅立ちを心待ちにしているときである。もう1つは、丘の頂点に立って沈む夕日の投げかける長い影を眺めるときである。
> 　　　　　　　　　　　　　　　　　　　「25年後に」の章より

　図1は英国の詩人 ロバート・ブラウニング（1812〜1889）の劇詩「ピパが行く」（Pippa Passes）からの引用である。われわれ日本人にも、この劇詩に含まれる「春の朝（あした）」は、評論家・詩人・翻訳家であった上田敏（1874〜1916）の名訳により親しまれている（図2）[2]。

THE year's at the spring, And day's at the morn ; Morning's at seven ; The hill-side's dew-pearled ; The lark's on the wing ; The snail's on the thorn ; God's in His heaven— All's right with the world!	時は春 日は朝（あした） 朝（あした）は七時 片岡に露みちて 揚雲雀（あげひばり）なのりいで 蝸牛（かたつむり）枝に這ひ 神、そらに知ろしめす すべて世は事も無し

図1｜Robert Browning「Pippa's Song」（Pippa Passes, 1841）　　図2｜上田　敏訳 2)「春の朝（あした）」

CASE

　私は卒後9年目の医師である。地方の大学病院（600床）で勤務し、循環器科に所属している。初期研修管理委員長を兼ねる教授より、「より多くの学生が研修医として大学に残るために、もっと魅力的な研修医教育カリキュラムを作成してほしい」と要請された。
　2年前に市中の研修病院から久しぶりに大学に戻ってきて大変ショックだったことは、医学部6年生は医師国家試験の勉強だけに1年間を費やし、自習室に閉じこもり、国家試験予備校の授業を熱心に聴講しているという現実だ。確かに6年生の姿を病棟で見かけることはない。国家試験に合格すれば、すぐに診察を開始しなければならない彼らが、最終学年を患者と触れ合うことなく過ごしてよいのだろうか？

　医学部の教育が根本的に間違っていると思った。そこで友人に勧められたオスラーの『平静の心』を読んでみた。

　今日、教師を悩ませている問題は、"何を教えるか"よりも、むしろ"いかに教えるか"であり、特に講義一本やりの教育に代わって、実地にどの程度まで教えるか、どの科目を実習教育科目にするか、など

> といった点である。大部分の医学生の教育は実習室と病院で行うべきだという点で、誰もが意見を同じくしている。 「25年後に」の章より

　本学でもいろいろな科の指導医が研修医向けに講義を行っているが、出席率が非常に悪い。「日常業務をいかに早く仕上げ、家族や友人との時間をいかに多く持つか」という、ライフ・ワーク・バランスに重点が置かれるようになった。多くの研修医は自分が関心のないことに対して、全く興味を示さない。

　初期研修医のモチベーションの低下だけを責めるわけにはいかない。社会からの圧力により変化した彼らのニーズを満たす良質な教育を、指導医が提供できていない、という要因が大きいと思われる。最新の医学情報は、毎日スマートフォンに届く。オンラインの医学教科書も無料で検索ができる。これからは、単に医学知識を与えるだけの教育ではなく、「ベッドサイドでの問診や診察、診断がわからないときには、どのようにアプローチしていくか」という"手段"を教えることが重要になるだろう。

　オスラーはこのように言っている。

> われわれの行っている教育制度では、限られた時間に学生に多くのものを求めすぎる。4年間で医学という広大な分野を網羅するのは不可能である。われわれに為しうることは、**学生に諸原理一つひとつを教え込み、学生を正しい道に導き、方法を授け、勉強のやり方を教え、本質的なものとそうでないものを早くから識別しうる方法を教えることである。**
> 「25年後に」の章より

　以前、"診断の神様"として知られるローレンス・ティアニー先生〔カルフォルニア大学サンフランシスコ校（UCSF）内科教授〕に、「教育で最も重要なことは何ですか？」と質問をしたとき、先生はこのように語った。

「指導医は、自分の知っていることをすべて教えようとする。これは間違いだ。生徒がどこに関心を持っているのかを的確につかみ、そのことにフォーカスを当てて限られた知識を与えることこそが、効率的な教育なのである」と。

また一方で、オスラーはこうも言っている。

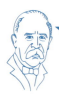

> 医学は諸君の職業、あるいは天職であるが、それと同時に何か余技となるものを持つよう心がけていただきたい──すなわち、芸術、科学、文学の世界との接触を持つのに役立つ知的な気晴らしを持っていただきたい。今すぐにでも、医学という専門とは別の関心事を持つよう努めていただきたいと思う。
>
> 「25 年後に」の章より

AI（人工知能）の技術は、今後急速に発達するだろう。医学の分野にも AI はどんどん取り入れられるはずだ。どのように AI が医療を変えるのか、現時点では予測ができないが、検査の説明やレセプトチェックなど、単純な作業に対する仕事の効率化や、ガイドラインを遵守し医療安全を最重要視した治療において、大きな威力を発揮するであろう。

一方で、人間しかできない患者への共感、手で身体に触れる優しい医療をいかに行うか、ということが大切になってくる。

歴史的評価を受けている古典を読むことで、われわれは将来のための大きなヒントを得ることができる。いつの時代も、過去に学びながら人類は進歩したのである。そして、芸術や文学を愛することにより、人間らしい生き方を学び、患者との心の交流を深めることができるのである。

文献
1) ロバート・ブラウニング：ピパが行く．Pippa Passes, 1841.
2) 上田　敏：海潮音．本郷書院, 1905.

（山中克郎）

オスラー名言集 |3|

徳田安春

> Find romance in the abdomen.
> お腹のロマンスを探せ
> ウィリアム・オスラー

Case 1

　50代、男性。約1年前に健診で糖尿病を指摘されていたが、放置していた。この間、体重が5kg減少したとのことで、初診外来受診となる。担当医は、糖尿病悪化による体重減少と考え、インスリンによる糖尿病のコントロールを開始した。

　その後、血糖値のコントロールは良くなったが、体重がさらに減少した。抑うつ症状もあったので、うつ病の合併が疑われて、総合内科外来に紹介となった。その医師による問診によって、食後の上腹部不快感があることがわかった。腹部の触診によって、上腹部に軽度の圧痛も認めた。

　さらに腹部の画像検査によって、膵臓の体部に腫瘍があることが確認され、最終的に「膵臓がん」であることが判明した。膵臓がんは糖尿病を引き起こすことがあり、うつ病症状をきたすこともある。体重減少も代表的な症状だ。膵臓がんに対する手術的治療が行われて、症状はその後、軽快した。

【コメント】

　膵頭部がんであれば、閉塞性黄疸などで比較的早期に発見されることがあるが、膵体部や尾部のがんでは、診断がしばしば遅れることがある。膵臓は管腔臓器ではないので、蠕動痛をきたさない。実質臓器のがんは局所の症状が出にくいのだ。

Case 2

　20代、女性。2日前からの右上腹部痛で受診。37℃台の発熱あり。身体所見では腹部は軟らかく、マーフィー徴候は陰性であった。妊娠反応検査は陰性であった。急性胃炎疑いで胃薬を処方されて、帰宅となる。

　しかしその後も腹痛が軽快しないため、2日後に再診となった。同じ担当医が診察したが、今回は腹部の診察で右叩打痛を認めた。直腸診も行われ、その際に子宮頸部可動痛も認めた。追加の問診で、性行為歴で、複数のパートナーがいることがわかった。

　さらに腹部CT検査で、右上腹部に注目してみると、肝臓周囲の被膜に造影効果があり、「Fitz Hugh-Curtis症候群」の診断になった。クラミジアをカバーする抗菌薬がスタートとなった。帯下のPCR検査で、クラミジア・トラコマティスが検出された。その後、患者の症状は徐々に軽快した。

【「お腹のロマンス」とは何か？】

　オスラーが唱えている「お腹のロマンス」とは何か？

　まず、1番奥にある膵臓である。なぜなら、膵臓を優しく抱き抱えている十二指腸の構造から、それが言えるのである。「十二指腸に優しく抱き抱えられた膵臓は、ロマンスを感じている」と、オスラーは考えたかもしれない。

　さらには、その十二指腸の周辺を優しく抱きかかえるように存在する肝臓である。オスラーは、膵臓と十二指腸を優しく抱き抱えているような肝臓についても、ロマンスを考えたかもしれない。

　「お腹のロマンス」の共通点は、"沈黙"であろう。よく、「肝臓は沈黙の臓器」と言われている。そして、膵臓もだ。そこに病変があったとしても、早期にはなかなか症状が出にくいのだ。病態が進んで症状が出たときには、「もう手遅れ」とよく言われていた。

　ロマンスを悲劇のストーリーとするのではなく、「ロマンスを早期発見しよう！」ということを、オスラーは言いたかったのではないか。人々を愛し、家族を愛したオスラーならではの比喩表現だと思うのである。

進むべき道への
迷い

1 医師という職業に挫折しそうになったとき
オスラーの理想と実践

　オスラーは56歳時に、16年過ごしたジョンズ・ホプキンズ大学を去る送別会で、『結びの言葉』という講演を行った。この16年間で新しい大学づくりに尽力し、階段教室の授業から病棟での実習へ教育の場を移し、医学教育改革を行ってきたオスラーの人生訓から学んでみよう。

> **◉ある医学生Aの悩み**
> 医学部5回生のAは、2週間ごとに各診療科で病院実習をしていた。難病を抱えた患者を割り当てられ、疾患の特徴や治療についてまとめるという課題をこなす日々だった。4回生までは講義中心で学び、試験では好成績であったが、実習での病歴聴取の際に、「ちゃんとわかっている医師に代わってください」と患者から言われ、翌日から病院実習に行くのが億劫になっていた。

　医学生あるいは研修医の立場などで、「学ぶ」ことと「実践」を両立させるのは決して容易ではなく、程度の差はあれ、このようなエピソードは誰しもが経験する。こんなとき、オスラーはどのようにして乗り切ったのか、アドバイスを聞いてみよう。

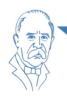

> 私が理想とするものの1つは、その日の仕事を精一杯やり、明日について思い煩わないことである。この理想だけでは満足できないと今まで言われてきたが、私にはそうは思われない。この理想で十分事足りる。臨床に進む学生が持つ理想として、これほど実効を生むものはない。私はこの理想のお陰で、どれだけ現在の成功を掴んだことであろうか。その日の仕事に徹して、自分の能

> 力を最大限に発揮する努力をし、明日のことは明日に任せるという能力に、私はどれだけ恩恵をこうむってきたことであろうか。
>
> 「結びの言葉」の章より

　医学生は病気の知識について学ぶことが一番の仕事である。しかし、病院実習となると、果たしてそうと言えるだろうか。机上の教育では、疾患の病態生理、治療について学ぶことは可能だが、患者とのコミュニケーションについて学ぶ機会は非常に少なく、試験に取り上げるのも難しいので、軽視されがちとなる。

　医療は医療面接という患者との言葉のやりとりと、身体診察という患者との触れ合いから形成される。たとえ医学知識を豊富に持っていたとしても、患者から情報を引き出せなければ意味をなさない。また、医療現場では医師と患者に限らず、医師と看護師、リハビリテーションスタッフ、ソーシャルワーカー、ケアマネージャーなど、他職種と過ごす時間が1日の大半を占めるため、高いコミュニケーション能力が問われる。医学生は病院実習を行う際には、あえて医学知識は後回しにして、他者と共有する時間を一番大切にしていただきたい。忙しい主治医に代わって、患者の人生観に興味を持ち、その話に耳を傾けることこそ、医学実習生の最大の仕事だ。どの教科書にも書かれていない、その患者のみから得られるメッセージを受け取るのである。

Step 2

◉ある研修医 B の悩み

初期研修では幅広い疾患への対応と救急患者の対応ができることを目標に、研修医 B は救急搬入が多い研修病院を選んだ。3 カ月の救急科のローテートを終え、これまでの研修を振り返り、高齢化が問題になっていることを医学生のときに学んでいたものの、現実は予想以上だと感じた。発語のない患者や、認知症のため上手く問診をとれない患者、さらに家族に聞いても普段の患者の生活を把握しておらず、誰も状況がわからないまま、治療のゴールすら見えないと

いう経験が頻繁にあった。Bは、どのようにして臨床推論力や治療に関する知識を学び、患者に向き合っていけばよいのか悩んでいた。

高齢者が増える医療現場において、多疾患を抱える患者が増えると同時に、症状を自ら訴えられない患者も増えている。特に介助が必要なために施設に入所している患者の多くは、うまく症状を訴えることができないことが多い。こういった患者から、われわれ医師が学ぶことは何だろうか？　どのような心構えで診療にあたるべきだろうか？

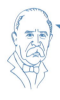

第二の理想は、力の及ぶ限り、同僚や自分がケアする患者に、黄金律（己の欲するところを人に施せ）を実行することである。

「結びの言葉」の章より

「己の欲するところを人に施せ」という一言こそ、オスラーの言う、医療における"黄金律"である。しかし、オスラーが生きた100年以上前には、高齢者・寝たきり患者は、今のように長く生きることはできなかったはずである。われわれの時代における、「己の欲するところ」とは、どのように解釈するとよいだろうか？

医療は、「病気を見つけ、病気を治すもの」だけではない。患者・家族にとって「幸せ」とは何か、医療行為が「幸せ」に寄与するものを考えることこそ、今の医療人に必要な感覚ではないだろうか。何も考えずに、故障した部品を修理したり取り替えたりといった医療を行うと、病気は治ったものの、患者は不幸になってしまうことがある。病歴聴取が難しい患者、無関心の家族でも、ヒューマンドラマを汲み取ろうと努力すること、患者に寄り添いながら、その人にとっての"ベスト"を考えてゆくことこそが、医療の醍醐味ではないだろうか。

Step 3

◉ある指導医 C の悩み

総合診療科の部長となったベテラン医師 C は、院内での専門科との関係性の維持だけではなく、周辺の病院・診療所との医療連携、地域住民への医療啓蒙活動など、外へ向けた活動も担うこととなった。これまで患者を診療し、教育・研究することに重点を置いてきたが、地域を支える病院としての活動に、どこから手をつけてよいのか悩んでいた。

　医師も他の職業と同じように、研修医、若手医師、中堅医師と、年を経るごとに、その仕事内容は幅広くなるものである。さらに診療科の責任者（部長）になると、院内の横の繋がりだけではなく外との繋がり、そして診療科の魅力を発信するといった仕事が要求される。対患者以外の人間関係をベースとした仕事は、誰かから教えてもらえるものではなく、決して容易ではない。では、ここでオスラーの言葉を見てみよう。

> 第三の理想は、たとえ成功しても謙虚な心を持ち、慢心することなく友人達の愛情を受けることができ、悲しみの日が訪れた時には人間に相応しい勇気を持って事に当たることができるような、そういう「平静の心」を培うことである。
>
> 「結びの言葉」の章より

　「やりたい」と思っている仕事が想像以上に事が進まないと、些細なことにもイライラしてしまい、他人のせいにしてしまったり、八つ当たりをしてしまいそうになる。患者の治療を主治医として行うのと違い、院内の横の繋がりや地域との繋がりを広げる作業は、自分1人では達成できないため、いろいろな人に指示を出して分業して行う必要がある。

　チームやプロジェクトを引っ張る立場の人に最も必要なのが、「謙虚さ」と「冷静さ」ではないだろうか。機械ではなく人が作るプロジェク

トだからこそ、リーダーの人間性が問われる。プロジェクトが上手くいかない場合には、無理に相手の考えを変えようとせず、謙虚な姿勢で先に自分自身を見直すとよい。これは日常診療で用いる「傾聴」と「共感」という要素と同じである。

◉

　オスラーは56歳で自身の医師人生を振り返り、次のように述べている。

私は医療職に2つだけ大望を持った。第一は、良き臨床医になること。この国の医療に多大な貢献をした人々と同列になること。(中略)
第二の大望は、チュートン式の大クリニック＊を建てることであった。(中略)
この国で何にもまして変革を要するものが1つだけあるとすれば、それは医学校に関連して現在の病院制度を見直すことである。

「結びの言葉」の章より

＊：当時世界最高峰とされたドイツの科学的医学を取り入れた方式の、今で言うメディカルセンター。

　オスラーは生涯で1,000以上もの論文を書き、大作とも言える内科学書を出版、「オスラー病」や「オスラー結節」などでその名を残した。そして第一線で患者に寄り添う優しい良医であり、そうありたいと実践し続けてきた人物である。また現状の医学制度に疑問を持ち、ジョンズ・ホプキンズ大学では医学教育の改革を行い、最新の設備を整えた病院を作った。理想や夢をしっかりと持ち、実践していくことの素晴らしさを、オスラーの生涯から読み取ることができるのである。

（平島　修）

2 医師として進むべき道に迷ったとき

オスラー流！ 成功のための4つの秘訣

CASE
私は卒後6年目の医師である。都会の総合病院（600床）で勤務している。総合診療科に所属しているが、サブスペシャリティとして呼吸器専門医になりたいとの思いも少しある。医師としてどのように人格を磨き、キャリアアップしていったらいいのだろうと、日々悩んでいる。呼吸器科の先輩から、オスラーの「生き方」講演記録を読むように勧められた。

　オックスフォード大学の欽定教授ウィリアム・オスラーは、1913年（63歳時）、アメリカのエール大学に招かれ、医学生に「生き方（A Way of Life）」の講義を行った。これは1889年（39歳時）の講演「平静の心」と共に、彼の講演の中で最も有名なものである。

　このときオスラーは、「私のメッセージは最も古いと同時に最も新しく、最も単純なものであると同時に最も有用なものである」と語っている。

　オスラーは63歳となり、自らの生き方を語ることにより、人生を素晴らしいものにするための医師人生をより輝かせるためのアドバイスを、若者に与えたかったのであろう。

◉その1：古典から学ぼう

　オスラーの講演には、ソクラテス（紀元前469年頃〜紀元前399年）やプラトン（紀元前427年〜347年）ら偉人の言葉や、ロバート・ブラウニング（1812〜1889）(p.65、66)の詩からの引用などが出てくる。たくさんの古典や詩の名作を読むことによって、オスラーは人生の進むべき方向性を常に軌道修正していたように私には思われるのである。

「アイデアとは既存の要素の新しい組み合わせ以外の何ものでもない」とは、米国の実業家ジェームス・W・ヤングの言葉である[1]。長年にわたり多くの人の評価を経て生き残った古典は、自らの人生を考え直す最良の書籍と言える。

　われわれは今、非常に幸せな時代に生きている。朗読サービスの「Audible（オーディブル）」を利用すれば、家で調理などをしながら、名文学を聞くことができる。宮沢賢治（1896～1943）の『銀河鉄道の夜』、夏目漱石（1867～1916）の『こころ』を読み（聞き）直してみた。高校時代とは異なった感情のほとばしりを感じた。日本人の豊かな感性を感じ取ることができる。古典から学ぼう。

◉その２：人生は習慣である。基本的なことを長年やり続けよう

　そういえば、京セラ創業者の稲盛和夫氏にも『生き方』という、この講演と同じタイトルの著書がある[2]。大きな業績を成し得た人物からの助言は、参考になる言葉が多い。「つねに前向きで建設的であること。感謝の心をもち、みんなといっしょに歩もうという協調性を有していること。明るく肯定的であること。善意に満ち、思いやりがあり、やさしい心をもっていること。努力を惜しまないこと。足るを知り、利己的でなく、強欲ではないこと」。

　私は稲盛氏の言葉を読んで、"目新しいことなんて何もないじゃないか"と最初は思った。

　しかし、基本的なことを長年やり続けることこそ難しいのだ。オスラーもこう言っている。

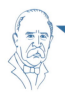

「人生は習慣である」、すなわち、人生は無意識のうちになかば習慣化した行為の連続のもの、と言えるであろう。

「生き方」の章より

◉その３："目の前にはっきり見えるもの"を実行に移そう

　英国の批評家・歴史家のトーマス・カーライル（1795〜1881）の評論「時代の徴候」（1829年）の冒頭にある「我々の主たる務めは、遠くにかすんでいるものを見ることではなく、眼の前にはっきり見えるものを実行に移すことである」という一節は、オスラーの講演でよく引用されている。この言葉は、オスラーの胸に大きく響いたようである。

　オーストリア人の心理学者アルフレッド・アドラー（1870〜1937）も、"いま、ここ"に強烈なスポットライトを当てよと言っている[3]。「"いま、ここ"だけを真剣に生きるべきなのです。人生は連続する刹那であり、過去も未来も存在しません。過去にどんなことがあったかなど、あなたの"いま、ここ"に何の関係もないし、未来がどうであるかなど、"いま、ここ"で考える問題ではない」と。

　オスラーの講演には、科学の名著、デカルト（1596〜1650）の『方法序説』からのこのような引用もある。

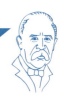

「行動せよ、そして希望を持て」（中略）
学生時代に一度山頂に登り、地形の全体像をとらえ、その機会を利用して自分自身をも慎重に検討してみることをお勧めしたい。人間は誰しも一生のうちに一度は己を厳しく問わねばならぬ、とデカルトは言った。
「生き方」の章より

　私は高校時代にちょっと格好をつけて『方法序説』を読んだときの記憶が蘇ってきた。『方法序説』で比喩を使いながら語られるデカルトの言葉に励まされながら、「自分の価値観に基づいて決めたことは、どんなことがあっても最後までやりとげよう」と私は決意し、医学部を受験したのだ。

◉その4：集中力を発揮せよ！

講演の最後に、オスラーは「集中力は成功の秘訣」であると述べている。

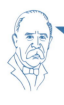

「集中力は成功の秘訣」
集中力とは、どんな課題と取り組んでもうまくやりこなす力を徐々につけてくれるものであり、それは勉学を成功させる秘訣である。どんな鈍い頭でも、絶えず使用すれば必ず鋭くなってゆく。（中略）16時間のうちほんの数時間で足りるのだが、その時間は、日課として、規則正しく、系統的に使えるように毎日確保しなければならない。（中略）
毎日、4時間ないし5時間を割く──それはさほどの負担にはならないが、1日1日とその差がつき、1週間でその効果がはっきり見え、1カ月も経つと今後も続けていける見通しが立つ。

「生き方」の章より

日本の医学教育に大きな功績を残された宮城征四郎先生（臨床研修病院群プロジェクト群星沖縄名誉センター長）も同じことを述べられている[4]。「皆、"1日24時間"しかないんです。勉強ができる・できないの分かれ目は、その時間の使い方と集中力の問題なのです」と。

集中力を発揮して時間を効率的に使うことこそ、大きな仕事を成し遂げるために重要なのである。

文献
1) James Webb Young. 1965/今井茂雄：アイデアのつくり方．CCCメディアハウス，1988.
2) 稲盛和夫：生き方―人間として一番大切なこと．サンマーク出版，2004.
3) 岸見一郎，他：嫌われる勇気―自己啓発の源流「アドラー」の教え．pp270-272，ダイヤモンド社，2013.
4) 宮城征四郎，他："臨床の神様"宮城征四郎先生のヒストリー徹底解剖！総合診療27（2）：149-157, 2017.

（山中克郎）

3 進路に悩むとき・1
頭デッカチにならない学習のし方

CASE 1

初期研修医のBは、次年度からの後期研修プログラムについて悩んでいる。将来、感染症専門医になりたいと考えているB医師は、3年間の後期研修期間のうち、感染症科で1年、微生物学教室で2年というローテーションで、早く立派な感染症専門医および研究者になり、国内の学会で活躍したいと考えていた。

　一般社団法人 日本専門医機構による専門研修がスタートした。早めに研修を修了し、すぐに専門医として活躍したいと考える研修医は多いと思う。しかし、卒後3年目から感染症科のみを研修するというプログラムは、よい感染症科専門医となるのに適したトレーニング方法とは言えない。感染症科医師は、さまざまな臓器での感染症を持つ患者のケアを担当するのであり、総合内科や総合診療をベースとする広範囲の知識と技術が必要である。また、発熱患者に対応するとき、感染症以外の発熱の原因疾患（薬剤熱、膠原病、腫瘍、自己炎症性疾患など）についての知識が十分にあることが、感染症を正しく診断していくために必要となってくるのだ。オスラーの『平静の心』の「古き人文学と新しい科学」の章から、次の言葉をみてみよう。

現代科学の異常な発達は、逆に現代科学に破滅をもたらすこともありうる。専門化は今日では不可欠であるが、専門細分化が進みすぎて危険な様相を呈するまでになった。科学に携わる者は細目の迷路にはまって平衡感覚をすっかり失っている。至る所で人々は小グループを組んで、深い興味を持てるものの非常に狭い範囲の研究に

> 没頭している。
> （中略）
> 早くから研究に打ち込んでいる若者は、主流から外れた淀んだ水路に入りかねない。そうなると、またたくまに平衡感覚を失い、他人を酷評するようになる。専門分野が狭ければ狭いほど、巨頭症に罹りやすくなる。
>
> 「古き人文学と新しい科学」の章より

「早すぎる専門分野のみの学習は、頭デッカチになる」というのが、オスラーからのアドバイスだ。若いときには、できるだけ幅広い分野に興味を持ち、勉強することを勧める。

イノベーションはもともと、異なる分野の境界領域を学習した人が生み出すことが多い。そういう意味では、卒後の5年間は、イノベーションを生み出すための"胎生期"であるといえよう。貴重な期間を有効に活用するとよいだろう。

文献
1) 日野原重明：医学するこころ—オスラー博士の生涯（岩波現代文庫），岩波書店，2014．

（徳田安春）

4 進路に悩むとき・2
心から慕える偉人を選び、その書を系統的に読め

Aさんは地方の国立大学医学部の学生である。医師である父親の勧めで、医学部を受験した。2年生となり、基礎医学の試験勉強で忙しくなってきた。なんとか定期の試験に合格するくらいの勉強はしているが、試験に無事通った後は、毎日スマホで友人と情報交換をしたり、漫画を読んだりして、時間を持て余している。医学に対する勉強意欲が、心底から湧いてくることがない。これから一生、医学を勉強しなければならないことは自覚しているが、それを考えると憂鬱になる。

　昨今の日本は、医学部受験ブームである。日本経済の厳しい局面が続いたことで、経済的に比較的安定した職種である医師の人気が高まってきているためだ。そのような背景から、高校の進路指導の先生は、成績の良い生徒に対して、"医学部受験"を勧めることが多い。また、CASEのAさんのように、「子どもにも医師になってほしい」と願う親を持つケースもよくある。

　特に、自らのモチベーションがなく本CASEのような経緯で医学部に入ってくる学生が多いと、医学に対する勉強意欲が湧いてこない医学生が大勢出現することになる。基礎医学や臨床医学の教科書による勉強では、どうしても、細かな知識の獲得が主体となる。たとえば生物学への興味の強い学生であれば、自力でどんどん勉強を進めていくことができるのだが、そのような興味のベースを持たない学生が圧倒的に多いのが現状だ。「定期の試験にさえ合格すればよい」という考えで、過去問や予想問題の解答パターンを丸暗記することで切り抜け続けている医学生も多い。国家試験対策については、大手予備校のビデオを見て勉強を

しようと考えている。

では、そのような医学生が医学に対する勉強意欲を向上させるには、何が必要なのだろうか？

私は、医師としてのロールモデルを探すことをお勧めしたい。医療と医学の歴史のさまざまな書籍を紐解いてみると、自分にとってロールモデルとしてふさわしい偉人たちが、必ず見つかるであろう。

ここで、『平静の心』の「医学の座右銘」の章から、オスラーの言葉をみてみよう。

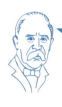

⦿心から慕える偉人を選び、その書を系統的に読め

要は、古今の偉大な魂に日々触れることによって、史上の優れた人物との交わりを通して知識のうま味を味わうことである。今、人生の春を迎えているときに、偉大な人物の中から自分が心から慕える人を何人か選んで、その人達の著書を系統的に読み始めていただきたい。生パンを膨らますために、大半の諸君は強力なパン種を必要とする。その生パンの状態で、諸君は一生格闘し続けることになるかもしれない。適切とは言えない環境、内なる願望と外なる現実の間に絶えず起こる不協和音、重苦しく耳障りな人間社会の騒音、人生の辛酸（lacrymae rerum）──その隠れた泉の傍らでわれわれは悲しみに打ちひしがれながら座っているのだが──こういったものはすべて、ある種の気質の人間にわれわれの職業には見られない異質の皮肉癖をつけかねないが、それに対する最上の解毒剤は、「内なる心の教育」である。　　　　「医学の座右銘」の章より

大切なことは「内なる心の教育」である。心を揺さぶるような生き方をした人々による書物、さらには、そのような人々について書かれた本を読むことだ。「内なる心の教育」は、勉強意欲を高める。そのような書物は、何より、やる気のスイッチを入れてくれるし、「私の世界観」

を広げてくれる。ある意味、本を読むことにより、1人の人間が全くの別人に変化させられることもあるのだ。

　オスラーも偉大なロールモデルの1人である。オスラーの講演集『平静の心』[1)]、そしてオスラーをロールモデルとした故日野原重明先生（聖路加国際病院名誉院長）が書かれた『医学するこころ─オスラー博士の生涯』[2)] をお勧めしたい。もちろん、日野原先生も日本人医師を代表するロールモデルのお1人なので、日野原先生の著書を系統的に読むこともぜひお勧めする。

> **CASE 2**
> Bさんは研修病院の後期研修医で、卒後5年目である。内科の研修後は、総合内科医として研修医の指導をしていきたいと考えている。先日、メンターである部長に、総合内科医になるために、後進の指導に関する今後の勉強リソースについて相談に行った。部長は、ピアレビュージャーナルの定期購読を勧めてくれた。またそれと同時に、文学を読むことも勧められた。Bさんはもともと理科系であったので、国語は苦手であり、サイエンス系の本を読むことはあっても、文学を読んだ経験はほとんどなかった。

　日本の医学生のほとんどは、いわゆる理科系である。多くの大学医学部が、受験科目に数学と理科を課していたからであろう。そのため数式の計算やパソコンの使い方について得意な医師が多い。一方で、患者さんや家族の痛み・悲しみを理解することや、コミュニケーション能力に乏しい医師を時に見かける。人としての共感力が弱いのだ。共感力は、人生の叡智でもある。これを高めるためには、教養と人生哲学の学習が必要である。

　ここで、オスラーの言葉をみてみよう。

◉寝る前の30分を読書に──ベッドサイド・ライブラリーのススメ
意志と人格を備えた優れた人物との触れ合いは、人生のスタートを

> 切る際に役立つ。いや、少なくともその望みを持たせてくれる。
> 教養（culture）──この言葉はまさにその意を表しているが──を十分に身につけるためには、各人が自らを磨かねばならない。直ちに（自分自身の）ベッドサイドに蔵書を置き、寝る前の30分を聖者と呼ばれる偉大な人物との心の交わりに費やしていただきたい。ヨブ、ダビデ、イザヤ、そしてパウロから偉大な教訓を学びとることができる。シェイクスピアは、知と徳の両面から、人間に対する正しい判断力を我々につけてくれる。
> （中略）
> 人生の叡智を得るのに役立つ書は少なくとも1ダースないしはそれ以上を数えるが、叡智は真剣に求める者のみに与えられるのである。
>
> 「医学の座右銘」の章より

　教養と人生哲学を学んで叡智を得るには、偉大な人物との心の交わりを、毎日寝る前に行うとよい。深い洞察をもって社会や人間について書かれた本は、私たちに教養を与えてくれる。そして偉大な文学は、人生哲学を教えてくれる。

　さて、自分自身のベッドサイド・ライブラリーを充実させ、それらを読破したBさんは、教養と哲学に満ち、叡智にあふれた研修医指導をしてくれるだろう。

文献
1) 日野原重明：医学するこころ─オスラー博士の生涯（岩波現代文庫），岩波書店，2014.

（徳田安春）

進むべき道への迷い

5 定年を意識するとき

　年齢を重ねたとき、人生後半の生き方をどのように定めるかは、古今東西、重要なテーマである。論語に次のような言葉がある[1]。

「子曰わく、吾十有五にして学に志す。三十にして立つ。四十にして惑はず。五十にして天命を知る。六十にして耳順ふ。七十にして心の欲する所に従いて矩を踰えず」

「先生がいわれた、"わたしは十五歳で学問に志し、三十になって独立した立場を持ち、四十になってあれこれと迷わず、五十になって天命をわきまえ、六十になって人のことばがすなおに聞かれ、七十になると思うままにふるまってそれで道をはずれないようになった"」（論語第2章「為政第二」の第4、「吾十有五にして学に志す」より）

　50代は、天から与えられた自分の使命を知る年齢である。

CASE

　私は、54歳の医師Aである。都内の有名研修病院の総合内科部長を務めている。
　私が部長となった4年前から、若手医師の教育に全力を尽くしてきた。できるだけ正確に問診をとり、鑑別診断を絞り込んでいく。そしてバイタルサインとベッドサイドでの基本的身体所見を重視した教育に熱意を持って取り組んでいる。
　幸運なことに、3年前からたくさんの医師が当科に集まるようになった。軽症から重症まで受け入れる救急医療、ICU（intensive care unit）での集中治療、特定の診療科への紹介状を持たない患者に対する初診外来、複合疾患を持つ入院患者の治療を行っている。それ

ぞれの部門に臨床能力の高い有能なリーダーを置き、チームとして円滑に業務を行っている。

優秀な部下がたくさん集まり、私の指導がなくても、総合内科チームは十分な機能を持つようになった。屋根瓦方式による若手スタッフから初期研修医への教育や、実習で訪れる医学生に対する教育も充実してきた。卒前教育は非常に楽しい。医学生は少し教えるだけで、目を輝かせて臨床を楽しむようになる。

しかしながら、私には満たされないところがある。数年前に尊敬する上司と約束した、地域医療への貢献が全く行えていないことである。臨床の第一線で活躍できる時間は、あと10年ぐらいしか残されていない。どのようにこれからの医師人生を送るべきだろうと悩んでいた。そんなときに友人の勧めで、オスラーの講演集を読んだ。

オスラーは1888年にジョンズ・ホプキンズ病院の内科主任となり、この病院を中心に医学部を創設し、内科教授となった。16年間の務めを終えたとき、年齢はまだ55歳だというのに、突然、ジョンズ・ホプキンズ大学の内科教授を辞して、英国オックスフォード大学の欽定教授の職を引き受けた。そして、1950年2月22日にジョンズ・ホプキンズ大学医学部の学生、教職員に対して行ったのが、「定年の時期」と題する告別講演である。

この講演でオスラーは、医学部の教授の新陳代謝を勧め、特に、「年老いた教授はいつまでもその地位に留まらず、若い人と世代交代すべきだ」という意見を述べ、全アメリカ医学界に大きな反響を巻き起こした。

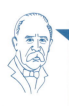

われわれは教授として1か所に長く居すぎるのではないか、という疑問が生ずるかもしれない。優れた人物で、たとえ他の点では愛すべき有徳の人であったにせよ、25年もの間、同じ地位にとどまるという神経の太さにはまったく驚かざるをえない。活動的な精神の持ち主が1つの大学にあまり長く居座ると、とかく自己満足に陥りやすく、視野は狭く、心は偏狭になり、老化を早めることになりか

ねない。(以下略)　　　　　　　　　　　「定年の時期」の章より

オスラーの言葉を噛みしめながら、Aはこう考えた。
「いつまでも自分の地位にとどまっていては、若手医師が育たない。より大きな責任を部下に与えることで、彼らは成長する。私とは全く違った発想で、総合診療の発展と充実のために尽くしてくれるに違いない。地域医療への貢献こそ、次に私が行うべきことではないのか」と。

　心理学者のアルフレッド・アドラー(1870〜1937)は、こんなことを述べている[2]。
・すべての悩みは、対人関係の悩みである。
・他者の課題には介入せず、自分の課題には誰ひとりとして介入させない(課題の分離)。
・他者の評価を気にかけず、他者から嫌われることを怖れず、承認されないかもしれないというコストを支払わない限り、自分の生き方を貫くことはできない。つまり自由にはなれない。

　人から嫌われようと、自分が本当にやりたいことを追求する勇気が必要である。狭い殻に閉じ込もるのではなく、より大きな社会のニーズに応えるために行動を起こすことは、価値あることであろう。

Aは55歳になったのをきっかけに、田舎に引っ越した。いま、地域医療を実践している。地域に出て医療を行うことは楽しい。都会の大病院では急性期医療が中心だったので、後方病院へ転院後の医療には、全く関わっていなかった。急性期だけを診る「点」での医療だったのである。地域では外来、救急医療、入院診療、がんになれば緩和ケア病棟への入院、病院に通えなければ訪問診療といったように、一人の患者を最期まで看取る「線」での医療を提供するこ

とができる。
大自然の中で生活し、新鮮な高原野菜を食べ、地域の行事に参加して住民たちと喜びや悲しみをともにできるのも、大きな喜びである。

また、「医学生は病院で働きながら学ぶ」という bed-side teaching を発足させたのも、オスラーであった（p.54）。

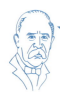

ジョンズ・ホプキンズ大学がこれまでに挙げた最大の業績は、医学生に技術（アート）をどう教えるかをアメリカの医療関係者や一般の人々に例示して見せたことであった。（中略）
学生が病院機構の一部として病院に常時とどまり、病棟の仕事の重要な部分を受け持って働いたことはいまだかつてなかった。（中略）

私が死んだときの墓碑銘としては「彼は病棟で医学生を教えた」という一文を書いてもらえばそれだけで十分である。なぜなら、学生を病棟で教えたことこそ、自分が使命を受けてやった、最も有用で最も重要な仕事であったと思うからにほかならない。

「定年の時期」の章より

昨今は医学教育の国際標準化に伴い、医学生が市中病院にたくさん出て行き、実習を受けるようになった。臨床能力を向上させるためのOJT（on the job training）は、必要不可欠なツールである。われわれもオスラーのように、ベッドサイドでの臨床教育を重視していきたい。

文献
1）金谷　治（訳注）：論語．岩波書店，1999．
2）岸見一郎，他：嫌われる勇気；自己啓発の源流「アドラー」の教え．ダイヤモンド社，2013．

（山中克郎）

オスラー名言集 |4|

徳田安春

Examine the throat and the rectum.
喉と直腸を診察しなさい
ウィリアム・オスラー

Case 1

　生来健康の20代女性が、約2週間前からの原因不明の発熱で入院した。随伴症状は、軽度の頭痛のみであった。咽頭痛はないとのこと。身体診察では、特に異常を認めなかった。血液検査にて、軽度の肝機能障害あり。

　発熱の原因は不明であったが、エンピリックにアンピシリンが投与され、その後数日して、全身に紅斑を認めた。そのときになって初めて、咽頭の診察が行われ、咽頭発赤と扁桃白苔を認めた。あとで再度問診をすると、咽頭痛もあったとのこと。アンピシリンは中止された。

　血算で異型リンパ球を認め、EBV VCA-IgM は陰性であったが、EBV VCA-IgG は陽性で、EBV-EBNA は陰性であり、「EBV 感染による伝染性単核球症」の最終診断となった。全身の紅斑も、伝染性単核球症におけるアンピシリン皮疹だったのだ。その後、患者は解熱をみて、症状も軽快した。

Case 2

　アルコール依存症の60代、男性。5日前からの発熱で救急車で受診。随伴症状は軽度の悪寒であった。肛門痛や下血はないとのこと。身体所見では、手掌紅斑やくも状血管腫などの肝硬変を示唆する所見を認めたが、発熱の原因となるような所見を見つけることはできなかった。

　そこで、全身のCTスキャンが撮影されたが、初回の読影では「異常

なし」であった。検尿時、看護師が陰部を観察すると、肛門付近の皮膚に発赤が認められた。肛門の所見が担当医に報告され、直腸診が行われた。肛門の周りに皮下の腫瘤があり、圧痛も伴ったものであり、肛門周囲膿瘍であった。

　CTを後で再度見直すと、肛門周囲膿瘍の所見を認めた。抗菌薬スタートに加えて、外科グループにコンサルトされ、膿瘍のドレナージ術が施行された。その後、患者の状態は軽快した。

【基本的な診察の重要性】

　上記の2 Case共に、患者さんは、咽頭痛や肛門痛などの局所症状を訴えていなかった。しかしながら診察すると、明らかな病変を認めたのだ。また、SLE（全身性エリテマトーデス）における無痛性口蓋潰瘍、梅毒における外陰部潰瘍など、症状がなくても所見を認める病態は多数ある。

　直腸診に関連して、オスラーのクリニカルパールにはもう1つある。それは、「コンサルタントの仕事の1つは、直腸診を行うこと」というものだ。直腸診は19世紀から、あまり行われなかった診察法だったのだ。

　さらには、「直腸診ができない理由は2つしかない」という臨床逸話が、昔からある。1つは肛門がないこと。もう1つは指がないこと。

　こういう逸話ができるのも、「直腸診の重要性を伝えたい！」という先人の強い思いがあったからであろう。

理想の医師像を求めて

1 医師としての資質を見失いそうになったとき

　A医師は市中病院の指導医である。2人の研修医を従えて、病棟の回診を、1日2回朝と夕方に行っている。A医師は患者の状態が良くならないときには、しばしば焦りが見られた。患者の状態が悪くなると、怒りを爆発させることもあった。
　ある日の夕方、研修医のプレゼンテーションを聞いていたA医師は、突然怒り出し、そばにあった物を床に投げつけた。病棟の雰囲気が凍り付いた。「血清クレアチニン値が 1.2 mg/dL の患者さんの CT 検査で、造影剤を使用した」と言う研修医に対して、怒りが爆発したのだ。

　医師にとって最も重要な資質は、「平静の心」である。オスラーはそう述べた。
　医療現場は、感情が揺さぶられやすい出来事に溢れている。患者さんの状態がみるみる良くなって回復すると、担当医は喜びの感情を経験する。そのような感情は、通常好ましいものである。
　一方で、患者さんの状態が悪化したり死亡したりすると、つらく悲しい感情を経験する。そのような感情もまた自然であり、通常は好ましいものだ。しかしながら、患者さんに対する治療などが自分の思いどおりにならなかったときに、怒りの感情を覚え、周囲にそれをぶちまけてしまう担当医もいる。
　ここで『平静の心』の「平静の心」の章から、オスラーの言葉をもう一度聞いてみよう。

理想の医師像を求めて

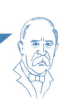

> まず第一に、内科医・外科医を問わず、医師にとって、沈着な姿勢、これに勝る資質はありえない。ここで医師に不可欠とも言える身体に備わる美徳にしばらく目を向けていただきたい。諸君の中には、これまで幾度か危機に遭遇してはきたが、いまだに沈着な姿勢を身につけることができなかった方がおられるかもしれない。そういう人達のために、その重要性についていささか私見を述べ、それを身につけるにはどうすればよいかについて、参考までに一言申し上げたい。
>
> 沈着な姿勢とは、状況の如何にかかわらず冷静さと心の落ち着きを失わないことを意味する。嵐の真っただ中での平静さ、重大な危機に直面した際に下す判断の明晰さ、何事にも動じず、感情に左右されないこと、あるいは昔からよく使われる含蓄のある言い方をするならば、「粘液質（phlegm）」を持つことである。時として誤解を受けることもあるが、沈着な姿勢は世間の人々から大いに感謝されるものである。不幸にもそのような資質を欠いた医師、すなわち優柔不断でいつもくよくよし、それを表面に出す医師、日常生ずる緊急事態に狼狽し、取り乱す医師、こういう医師はたちどころに患者の信頼を失うことであろう。
>
> 「平静の心」の章より

　先年に105歳でお亡くなりになられた日野原重明先生（聖路加国際病院名誉院長）は、まさに「平静の心」を身につけた医師であった。

　1970年に起きた「よど号ハイジャック事件」で、ハイジャックされた航空機にたまたま乗り合わせ、人質の1人となった日野原先生は、当時58歳。乗っ取られた航空機の中で、不安と恐怖で怯える乗客たちに優しい言葉をかけ、心理的ケアを行い、冷静沈着に行動されていた。同時に、自身の脈拍数を触診で確認しながら、この突然発生した非常事態の中、日野原先生は心の中で、尊敬していたオスラーの言葉を思い出

し、「平静の心」であり続けようと自分に言い聞かせていたという。日野原先生のそのときの脈拍数は 60 回 / 分程度であったそうだ。外面的だけでなく、内面的にも、まさに「平静の心」であったのだ。

CASE 2

B 医師は、市中病院の消化器外科医である。ある日、急性結石性胆管炎の患者が緊急入院となった。造影検査室において緊急胆管ドレナージの手技を開始した。そのとき、B 医師が要求したサイズのカテーテルが見つからなかった。B 医師は怒りを爆発させ、近くにあった椅子を叩き壊した。

最近、医師の「破壊的行動」という言葉が注目されている[1]。これは看護師やコメディカル、研修医などの弱い立場にいる医療メンバーに対して、突然怒鳴ったり、物を投げつけたり、セクハラをするなどの行為を言う。このタイプの行動は「衝動型」と呼ばれている。

また、緊急コールで呼び出してもすぐに出てこない、カルテの記載が不十分などの行動は、「受動型」と呼ばれている。

さらには、「受動衝動型」というタイプもある。これは、やるべき業務を遂行しない、病院管理者の悪口を言う、病院内の特定の人々を強く非難するなどの行動である。これらの 3 タイプのうち、単一のタイプの医師もいれば、すべてのタイプの行動をとる医師もいる。

海外の病院での調査では、破壊的行動をとる医師は、同一人物（破壊的医師）であることが多く、ほとんどの病院にこのような医師がいることがわかった。

さて、この「困った行動」をとる医師が、自らの行いを改めるために、学ぶべきオスラーの言葉はあるのか？

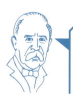

穏やかな平静の心を得るために、第一に必要なものは、諸君の周囲の人達に多くを期待しないことである。（中略）怒りの気持ちを抑えるように努めねばならない。

> 諸君は今後、この種の腹立たしい出来事を一度ならず経験するであろうが、あらかじめ覚悟しておき、そのような事態が起こったからといって決して立腹してはならない。
>
> 「平静の心」の章より

またここで、破壊的行動に遭遇した医療スタッフメンバーに与えられる、オスラーの言葉も紹介したい。

この言葉に従うと、破壊的行動をとる医師の行動変容を促すことにも繋がるであろう。

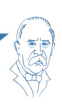

> 将来、多くの人間が諸君の人生に関わりを持ってくるであろうが、人間とは多種多様の要素が混在した不可解な存在である。物好きで、風変わりで、気まぐれで、かつ空想家でもある。だが、内面生活のちょっとした欠点をあれこれ詮索すればするほど、**人間一般に見られる欠点は、すなわち自分自身の欠点でもある**、という思いに駆られることであろう。このように同じ欠点を持っていることを認めるのは耐え難いものであるかもしれない。ただ、有難いことに、われわれには自己中心的なおめでたい自惚(うぬぼれ)があって、その事実を忘れさせてくれる。それゆえ、**仲間の人間に対して限りない忍耐と絶えざる思いやりの心を持つ必要がある**。そうすれば、彼らとても、われわれに対して同じような態度を取らざるを得ないのではなかろうか。
>
> 「平静の心」の章より

CASE 3

　C医師は、有名市中病院でシニアレジデントまで修了し、その後に小規模の病院に転職したばかりである。新しい病院での診療内容に対して、C医師にはかなりの不満がある。それは、発熱ケースについて血液培養も取らず、グラム染色も行われず、広域抗菌薬が自動的に開始されるからだ。この病院ではこのような例は、枚挙に暇がない。

　病院によって診療内容や質は異なる。世界中どこでもそうだ。医師は自分の理想とするような診療が行われていないからといって、破壊的行動に走ってはならない。むしろ賢い工夫を行って、自分の理想とする診療が実現できるよう仕向けていくことが望ましい。
　オスラーによるアドバイスを見てみよう。

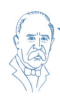

　悲しいことだが、諸君は将来、失望あるいは失敗に見舞われることもあるだろう。もちろん、この職業につきものの心配事や不安を免れることはできない。だが、たとえ最悪の事態に陥っても、勇敢に立ち向かっていただきたい。（中略）闘いが続けられるなら、大いに結構だ。根気強さがあれば勝利は自らのものとなり、夜明けとともに待ち望んだ祝福が訪れるかもしれない。だが、必ずしも祝福が得られるとは限らない。敗北に終わる闘いもあり、諸君の中にはそのような苦しい闘いに耐えねばならない者も出るだろう。その時までに、不幸にめげない明るい平静の心（cheerful equanimity）を身につけておくことが望ましい。（中略）
　私が諸君に望むことは、沈着さと確信、この2つの約束された祝福の穂を永遠に刈り取っていただきたいことである。そうすれば、これからの厳しい人生を歩んでゆく諸君は、苦しい闘いを乗り越えて、この世の中で、あの純粋で、平和で、

> 穏やかで、そのうえ慈悲と立派な行いに満ち、偏愛、偽善のない「叡智の力」を徐々に身につけてゆくであろう。
>
> 「平静の心」の章より

　信念と正義を曲げずに、理想の実現を目指すことだ。新しい病院で勉強会を立ち上げ、まずは看護師やコメディカルに向けて、診療内容の質向上について教育することなどが勧められる。

　また、この行動を前後比較で評価することにより、教育研究にも繋げることができる。最終的に、その病院で診療を受ける患者さんたちのアウトカムが良くなるであろう。

文献
1) Samenow CP, et al : A CME course aimed at addressing disruptive physician behavior. Physician Executive 34（1）: 32-40, 2008. PMID 18257381

（徳田安春）

2 理想的な医師になりたいとき

　55歳のオスラーはジョンズ・ホプキンズ大学を辞し、英国オックスフォード大学に欽定教授として異動することになった。1905年、英国に旅立つ前に、オスラーは北アメリカの医師と医学生に向けて、「学究生活」と題する講演を行った。

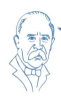

> 学究の徒を定義づけることはできないが、**本物と偽物を見分けるための確実な目安が３つある。**すなわち、❶ 真理を知ろうとする熱烈な願望、❷ 真理探究における確固たる信念、それに ❸ 猜疑心・悪意・嫉妬心のない誠実かつ虚心坦懐な心の３つである。
> 　　　　　　　　　　　　　　　　　　　　　　「学究生活」の章より

　❶ は、"人生における夢の実現" にも当てはまるであろう。ただ単に、夢を思い描くだけでは不十分だ。「すさまじく」夢の実現を願うこと、この「すさまじく」という点が、最も重要なことである。

　❷ は、不動の意志力である。福島県の会津若松を訪れたときに、猪苗代湖畔に現存する野口英世の生家を訪れた。生家の柱に野口英世によって刻まれ、今も残る「志を得ざれば、再び此地を踏まず」の決意は、「上京にあたり目的を果たさなければ、二度と郷里に戻らない」という強い意志を示している。

　❸ は、誠実な心である。レイモンド・チャンドラーが生み出したハードボイルド小説の探偵フィリップ・マーロウの言葉を借りれば、「タフ

でなければ生きていけない。優しくなければ生きている資格はない」、である。

また、オスラーは研究成果を上げるために、他国の学者と交流する大切さを語っている。

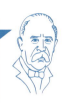

> 必要なのは、書物や雑誌からの知識だけではなく、**直接人間から得られる知識である。できることなら、学問を志す者は他国の人々に会うことが望ましい**。旅をすることによって視野が広がり、曖昧な推測ではなく確信が持てるようになるばかりか、外国の研究者と個人的な交流を持つことで、自分がやっている研究の欠陥や成果がよりはっきり判明し、**自分より能力が劣っていたり機会に恵まれない同僚の仕事にもっと寛大な目を向けることができるようになる。**
>
> 「学究生活」の章より

今、留学を希望する若手医師が少なくなっている。研究者よりも専門医を目指す若者が多くなり、海外留学で英語論文を作成して医学博士を取得するニーズが少なくなったのだろう。日本で専門的な医療技術を習得するほうが効率的で、経済的な苦労も少なく、目標に早く到達できることが多くなっているためかもしれない。

しかしながら、育った文化が異なり、多様な考えを持つ外国人と生活や仕事を共にし協調していくことは、これからのグローバル社会には欠かせない能力であり、経験である。日本を海外から見ることにより、改めて、日本の素晴らしい文化や伝統を再認識することもできる。若いうちに異文化の中で苦労することは、将来、大きく羽ばたく可能性を高める。

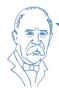

> 諸君を支えてくれるものは、退屈とも思える日常診療の中に、人生における真実の詩を読み取る力である。その詩は、愛と喜び、悲しみと苦しみに生きる平凡な男や素朴で苦労にやつれた女達、ごく普通の人々から生まれたものである。
> （中略）
> **陽気さと適度のユーモア、そよ風のような快活さ、ローエル*の言う心が「南を向いている性質」は、医学における基礎研究・臨床を問わず、大いに役立つものである。**陰気で気難しい気質を持つ多くの人達が、さまざまな苦しい試練のさ中にあって、絶えず機嫌よく毎日を過ごすことは難しい。**だが、渋面で患者を回診するのは、許しがたい誤った行為である。**
>
> *：米国の詩人・随筆家、外交官　　　　　　　　「学究生活」の章より

　医療ほどさまざまなバックグラウンドを持つ人々との良好な人間関係が求められる業種はない。自分の感情を上手くコントロールして向き合わなければならない。藤沼康樹先生（医療福祉生協連家庭医療学開発センター）によれば、雑談の仕方を「傾聴、おどろく、面白がる、という手法で"鍛える"ことが大切だ」という。確かにスナックのホステスはじっくりと客の言葉に耳を傾け、「わ〜社長さん、すごい。それ面白いわね〜」と、最高のコミュニケーション術を巧みに操っている。

　猿は「毛づくろい」をすることでストレスを解消しているといわれるが、女性同士の雑談も、実は高度に発達した「毛づくろい」であり、友達の輪を広げるのに大切との指摘がある。

　「"ガールズトーク"なんて嫌だ」という男性諸君には、笑顔で挨拶することをお勧めしたい。まずは家庭からだ。毎朝、最高の笑顔で、妻に「おはよう」と挨拶する。料理や洋服をほめてもいい。最初は頭が狂ったのかと怪しまれるが、1カ月もすればそれは普通となり、今以上に妻との関係が良くなることは間違いない。職場でも実行できれば、仕事は格段

にやりやすくなる。毎日仕事に行くのが楽しくて仕方がなくなるだろう。

「卒業後の5年間で将来が決まる」と、オスラーは述べている。

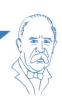

> 教師の手を離れて自立の道を歩み始めたあと、少なくとも5年にわたる試練の歳月が卒後の医師を待ちかまえている。**その歳月の過ごし方いかんで将来が決まり、その後の運勢を占うことができる。**
> 「学究生活」の章より

　「10年後にどんな医師になりたいか」という目標をもつことはよいが、遠くの未来の計画を詳細に立ててみても、たいていは実現できない。今日のように、経済や科学の発展が速い時代では、常に細かい修正が必要となる。10年後の計画は大雑把に立て、1年後と3年後の近い将来の計画を綿密に立てるほうがよい。

　医学生から、「どのような研修病院で研修をするのがいいですか？」という質問をよく受けるが、「どのような態度で研修を受けるか」、ということのほうが重要である。有名研修病院を渡り歩く若手医師もいるが、私はその姿勢に懐疑的である。何もない所で自己研鑽し、若手医師教育を築いていくことのほうが大切であると思っている。そのほうが、充実感も高い。

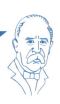

> 公明正大にやるように心がけていただきたい。自己を偽ったり、真実から尻込みしたりしてはならない。**他人には慈悲と思いやりを示さなければならないが、自分には決してそれを許してはならず、たゆまぬ監視の眼を自己に向けていただきたい。**
> 「学究生活」の章より

自分を厳しく律して、コツコツと努力を続けることが重要なのである。

◉

　近未来はAI（人工知能）やアウトソーシングにより、昨日の常識が通用しない「変化の社会」になっていく。元Google人材開発担当ピョートル・フェリクス・グジバチ氏は、このような社会では常識にとらわれず、変化を楽しみ柔軟に乗りこなしながら成長していく"ニューエリート"が、これからの成功者だと考えている。

　「自分が何をしたいのか」を常に自問し、社会貢献を目指す利他主義であり、アウトプットにこだわり、「すさまじい実行力」で失敗を恐れずに行動を起こす人が、"ニューエリート"と定義される。

　オスラーが説く、医学を専門に探求する基本姿勢は重要であるが、変化の速い時代では、社会変化に対して柔軟に対応し、人生を楽しむことが大切である。

（山中克郎）

3 人々の健康を守るために何をすべきか悩むとき

CASE

　Aさんは、グループ開業のメンバーとして総合診療外来を担当している多忙な医師である。

　ある日、地域の市民団体から講演依頼がきた。「戦争による人々の健康被害」について、講演してほしいとのことであった。日常診療で忙しい中、慣れないテーマでの講演依頼を引き受けるのは大変である。講演準備のために、資料作成などの負担について考えると、少々億劫にもなる。Aさんはこの依頼を引き受けるかどうか、迷った。

　診療所や病院勤務で多忙な医師にとって、ワークライフ・バランスは重要である。多忙であればあるほど、バーンアウトや抑うつなどのリスクが高くなる。その予防のためには、仕事の選別が重要だ。特に医療業務以外で依頼される仕事では、その重要性を吟味してから引き受けるかどうかを決めたほうがよい。

　では、今回のAさんへの「戦争による人々の健康被害」をテーマとした市民向けの講演依頼など、市民教育の仕事の重要性については、どう考えればよいだろうか？

　ではここで、『平静の心』の「教えることと考えること」の章の中から、オスラーの言葉を読んでみよう。

> 医師は病を癒すだけではなく、世の人々に健康の法則を教え、伝染病や疾病の予防に努めるという点で、われわれが担う使命は極めて大きく崇高である。

> こういう主張を掲げてわれわれ医師が世間に挑戦することは、決して無意味なものとは言えまい。さらに他領域の専門職の方々に比べると、われわれ医師は全体として、実質面における成果を大いに挙げている。この点についても反駁の余地はないものと思う。とは言っても、われわれ医師すべてが崇高な理想どおりに生きているわけではない。否、むしろ医師と言えどもただの人間にすぎない。しかし、**われわれには理想がある**。理想を持つこと自体大きな意味があるが、それにもまして、その理想は実現可能なものである。もちろん医師の中には、金目当てのゲハジのような者がいて、牛の啼き声とギニー金貨のジャラジャラ鳴る音にしか耳を貸さない愚か者もいるが、こういう人達は例外であろう。**一般の医師は、世の人々のために熱心に働く。この自己犠牲を伴う献身的な態度が、ひいては立派な仕事の刺激となるのである。**
>
> 「教えることと考えること」の章より

◉想像外の日野原先生の返答

　筆者が聖路加国際病院勤務医だった時代に、ある年の忘年会で、故日野原重明先生（聖路加国際病院名誉院長）と長時間お話をする機会があった。その際私は、「人々の健康を守るために医師が行うべき最も重要なことは、何ですか？」という直接的な質問を日野原先生にぶつけた。

　そのとき日野原先生は、迅速にご返答された。しかし、その回答は私の予想とは異なるものであった。私の予想は、「パブリックヘルスを増進していくことです」というような回答だった。当時の私は、ハーバード大学大学院でパブリックヘルスを勉強してきた直後だったので、そのことで頭がいっぱいだったからだ。

　そのとき、日野原先生の答えは、たった一言、シンプルな言葉だった。

　「それは、戦争をさせないことです」

　——こんな当たり前のことを、そのときまで全く意識してこなかった私にとって、この言葉は、青天の霹靂だった。まるで沢庵和尚に一瞬の隙を突かれた新米武士の宮本武蔵になったような心地がした。

人々の健康のためには、戦争をさせないことが大切。それはごもっともだ。しかしそのことを実践している医師はいるのか？　いろいろと調べてみると、世界医師会は、核兵器の全廃と禁止を、すべての国々を相手に提案していたことがわかった。

　なぜ、医師の団体がこのような提案をするのか？　それは、核戦争の医学的結末の"恐ろしさ"を医学的に知っているからである。医師が行うべき医の倫理行動には、あらゆる健康被害を最小限にするために、患者や一般の人々、そして政治家を対象とした教育活動も含まれている。

　実際に核戦争の可能性は、現実味を帯びてきている。74年前の広島・長崎への原爆投下の直後に、スイスのマルセル・ジュノー（Marcel Junod）医師は、広島を訪れた。原爆で破壊された広島市を見たジュノー医師は、「手のひらの上のように、何も残っていない」と、世界に向けて報告した。これが、医師による反核活動の始まりであった。

　これまでの日本の医師の中では、日野原先生が反戦活動のリーダーであった。亡くなるまで世界に向けて、戦争の害を訴え続けておられ、沖縄・米軍普天間飛行場の辺野古移設についても、日野原先生は厳然と反対の意見を述べておられた。

　一方、沖縄出身である私自身が、これまでこのような活動をしていなかったことが恥ずかしく思えた。私の両親は沖縄戦で九死に一生を得た経験をしていたのに、である。

　日野原先生の重い言葉を受けて、私も反戦に関する教育活動を開始した。

　まずは医師教育。基地による健康被害について論文をまとめて、国際誌に発表した〔Tokuda Y, Barnett PB：Constructing a new U.S. military base；a health threat to Okinawan people. Environmental justice 10（Issue 1）：23-25, 2017〕。発表した直後、嘉手納爆音訴訟で、裁判所が国に対して300億円の支払いを命じた。日本の司法も、米軍基地による住民への健康被害を認めたのである。

（徳田安春）

4 医師同士の人間関係で悩むとき

CASE 1

厚生労働大臣のA氏は、医療システムを改善するための政策導入を日々行っている。

A氏は、専門医の質向上を図る制度を導入するため、省内で専門家委員会を開催することにした。参加した委員の多くは、大学の教員であり、医師である。しかし、委員会内での討論では、委員同士だけでなく、参加していない医師に対する非難や誹謗中傷などがかなりあった。大臣である議長のA氏は困惑した。

医師同士の"非難合戦"は、人々からの医師の印象を悪くする。「白い巨塔」と揶揄される日本の大学病院では、主導権争いや嫉妬による非難合戦は日常茶飯事のように思われているが、それは、オスラーが活躍した19世紀末のアメリカでも同様だった。『平静の心』の「結束、平和、ならびに協調」の章から、次の文章をみてみよう。

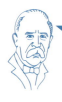

⊙医師同士の争いは医学の進歩を阻む

医師間の争いは一般人に非常に悪い印象を与え、往々にして医学の進歩にとって由々しい「さまたげの石」となる。つい先日、私はある聡明で物わかりの良い人から手紙をもらった。その人は医学の専門外の方で、大病院の計画に関心があり、私もそのことで相談を受けたことがあった。手紙の中から次の言葉を引用してみよう。専門外の人とはいえ、医学の強力な支持者であり、かつ、長年様々な経験を共にしてきた人物によってこういう手紙が書かれなければならなかったことは、悲しむべきことで

ある。
> 「専門外の人間である私は、大病院の計画実現のみを望んでいますが、その私が心を痛めていると同時に驚きあきれることの1つは、大学人と学外の人達の間ばかりか、大学人同士の間に見られる異常なまでの職業的嫉妬心であり、また、同じ大学に所属する者同士が互いに浴びせかける非難のすさまじさです。こういった内輪もめの事態からどういう解決の道が拓かれるのか、私のような門外漢は全く理解に苦しむところです。」 「結束、平和、ならびに協調」の章より

　主導権争いや嫉妬による医師同士の非難合戦は、当時だけではなく、現在の欧米でもかなりあると聞いている。

　たとえば国民を代表する政治家が就任することの多い厚生労働大臣の目の前でもそのような非難合戦を行うと、医師の品格を落とすことになる。人々からの支持を得ることができなくなると、医学の進歩や医療システムの改善の妨げになるのだ。

　他の医師を非難してはならない。

> B医師は、約20年前からある街で開業医として活躍している。しかし最近、若手のC医師が近所で新たに開業する、という情報を得て、不安を感じるようになった。「C医師は開業する前に自分のクリニックに挨拶に来るべきだ」などと、B医師は夫人に愚痴をこぼしたので、夫人は困惑している。

　開業医には悩みが多い。フリーアクセスが保障されている日本の医療システムでは、自由に開業ができる反面、競争が激しくなるというリスクがある。すでに、歯科医療のクリニックは飽和状態となり、経営破綻に追い込まれるところも散見されている。先に開業した医師からしてみると、若い医師が近所に新たに開業すると、自分のクリニックにとって強力なライバルになるのではないかという不安から、非難してしまう例がある。

オスラーのアドバイスをみてみよう。

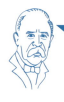

私が観察したところ、医師同士の争いの主な原因は3つある。1つは、適切な友好関係を欠いているからである。付き合いがあって初めて、互いに知り合いになれるのだ。年上の医師は、その近所で診療を始めた年下の医師をライバル視せずに、息子として受け入れるべきである。かつて開業したての若い頃、皆さんが年配の開業医にしたと同じことが起こるかもしれない。つまり、年下の医師は皆さんの患者を多数奪うことになるかもしれないが、皆さんのほうでそれは避けられない、やむを得ない、これが世間の通例なのだと悟るならば、しかも最初に起こった微妙な行き違いを友好的な態度で話し合うだけの度量を持ち合わせているならば、障害はなくなり、二度と同じような事態を迎えずにすむことであろう。半面、若い医師のほうも年配の医師の気持ちを十分に酌み、その判断に敬意を表し、相談に乗ってもらう態度をとるべきである。若い卒業生をもっと頻繁に助手やパートナーとして迎えることができるならば、診療の仕事ははるかに荷の軽いものとなり、互いの友好関係が増すものと思われる。医者の風上にも置けないという悪評を受けている医師や、悪影響を及ぼす者の見本と思われている医師も、本当は善良な人間であり、つまらない嫉妬の犠牲者であって、対立派の攻撃の的にされたにすぎないかもしれない。付き合ってみると、彼は愛妻家で子煩悩であり、さらに彼に心を寄せ尊敬する人達がいることが判明するかもしれない。要は心の持ち方次第であり、それが協調を図るための何よりも重要な要素である。ある人が賞讃を受けた場合、あるいは若い人が皆さんの専門分野で何らかの業績をあげたときには、感謝の念を表していただきたい。それは互いの利益のためである。嫉妬を魂の痛みと呼んだのはプラトンだが、健全な人生観を持った高潔な天性の持ち主は、瞬時たりともそのような嫉妬心に襲われるようなことがあってはならない。ライバル校で教える者は努めて互いの交友を図り、学生や若い教師が親しく交わるよう奨励すべきで

> ある。医師になったばかりの若い人が何か失敗をしたとか、ちょっと「変だ」ということを耳にしたら、さっそく彼のところに行って一言親切な言葉をかけてやっていただきたい。あるいは彼のために弁護してやっていただきたい。それこそ彼にとって唯一の治療法であり、他の療法は病気をますます悪化させるだけである。(以下、略)
>
> 「結束、平和、ならびに協調」の章より

お互いに知り合いになり付き合い始めると、良好な友好関係が構築でき、お互いが"win-win"の関係で、地域医療を展開することが可能になるかもしれない。

◉

ある日、たまたま買い物で近くのスーパーに出掛けたB医師は、C医師とバッタリ出会うことができた。お互い共通の趣味が料理であることがわかったので、家族ぐるみでお互いのホームパーティーに招待することになった。そこでいろいろ話し合った結果、お互いの専門分野が微妙に異なることがわかった。

B医師は、C医師が開業した後は患者さんをうまく紹介し合うことにより、良好な連携を図ることができた。また、お互いが学会などで出張しているときに、かかりつけの患者さんで急病人が出た場合には、お互いのクリニックでカバーする方法を導入することができた。

このように、C医師との連携により、生涯学習活動にも積極的に参加することができるようになったため、B医師の診療の質は向上し、患者さんからも喜ばれるようになった。

適切な友好関係を多く結んだ医師は、医療活動を充実させ、患者さんの満足度を高め、医療の質を良くすることに繋がるであろう。

(徳田安春)

5 医師として最終的に勝利を収めたいとき
医学は「人類への奉仕」である

　オスラーは、ジョンズ・ホプキンズ大学内科教授を14年間務めた1903年に、母校トロント大学に招かれて講演した。その医学生へのメッセージが、特別講演「医学の座右銘」である。規律ある生活習慣を身につけ、目標を持ちながら時間を適切に配分し、集中力を養うことが重要であると説いている。

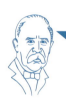

> 最終的に勝利を収めるためには、できうる限り骨を折り、労を惜しまないことである。（中略）手がけている内容が取るに足らないものであったにせよ、全精力を傾ける意気込みでやり、やり遂げたあとは批判的な眼でその成果を点検し、容赦せず自分自身に厳しい審判を下すとよい。
>
> 「医学の座右銘」の章より

　野球選手のイチローは、独自の信念を貫き、禁欲的に日々の努力を重ねていると言われている。あれほど才能に恵まれた運動選手でさえ、「どうすればもっとプレイが上達するのか」と自己検証をして、毎日のトレーニングを欠かさないのだ。
　情熱を持ち続け、粘り強く努力を重ねる「グリット（grit）」という能力が、最近注目されている。生まれ持った才能とは関係のない、熱い情熱と日々の努力で磨かれる能力である。

> 明日のことを思い煩うな、今日を精一杯生きろ。（中略）
> カーライルのエッセイの一文が、私の心に忘れ難い印象を残した。
> 「われわれの務めは、遠くにかすんでいるものを見ることではなく、目の前にはっきり見えるものを実行に移すことである」。
>
> 「医学の座右銘」の章より

◉己の道を進め！

　臨床の道に進むのか、それとも研究に没頭するか。医学のどの専門領域に進むか、それともジェネラルな医師を目指すのか。若い頃はいろいろな思いが去来することだろう。いま自分がダイヤモンドだと思っている物も、あとで振り返ってみると、ただのガラスのかけらなのかもしれない。しかし、そのときダイヤモンドだと君が思ったものは、紛れもない、ダイヤモンドなのだ。だから一度方向を決めたら、迷わず突き進んでほしい。世の中で、君はたった一人しかいない。だからこそ、本当にやりたいことを、他人の批判など気にせずにやり遂げてほしい。

　フランスの哲学者デカルト（1596〜1650）の『方法序説』にこんな記述がある。

「どこかの森に迷いこんだ旅人たちは、あちらへ向かったり、こちらに向かったりして迷い歩くべきではなく、いわんやまた一つの場所にとどまっているべきでもなく、つねに同じ方向に、できるかぎりまっすぐに歩むべきであって、その方向を彼らに選ばせたものがはじめはたんなる偶然にすぎなかったかもしれぬにしても、少々の理由ではその方向を変えるべきではないのである。というのは、こうすることによって、旅人たちは彼らの望むちょうどその場所には行けなくとも、少なくとも最後にはどこかにたどりつき、それはおそらく森のまん中よりはよい場所であろうからである」（野田又夫訳『世界の名著　デカルト』中央公論社、1967より）

　どんな経験もあとで振り返ってみると、決して無駄なものはない。その時々に経験したさまざまなことが、後になってから線として結びつくことだってある。

◉医師の教養を高める「ベッドサイド・ライブラリー」

　オスラーは医学以外のものにも関心を持ち、教養を高めることを勧めている。たとえば患者のベッドサイドに置かれた美術書を見て、「印象派がお好きなのですか？　私もモネが大好きです」と会話することができれば、患者との良好な人間関係を築くきっかけになるかもしれない。

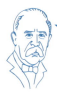

> 古今の偉大な魂に日々触れることによって、史上の優れた人物との交わりを通して知識のうま味を味わうことである。今、人生の春を迎えているときに、**偉大な人物の中から自分が心から慕える人を何人か選んで、その人達の著書を系統的に読み始めていただきたい。**
>
> 「医学の座右銘」の章より

　オスラーは寝る前の30分間、読書することを勧め、「医学生のためのベッドサイド・ライブラリー」として次の10冊を紹介している。

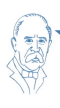

> ❶旧約・新約聖書
> ❷シェイクスピア
> ❸モンテーニュ『エセー』
> ❹プルターク『英雄伝』
> ❺マルクス・アウレリウス『自省録』
> ❻エピクテトス『要録』
> ❼トマス・ブラウン『医師の信仰』
> ❽セルバンテス『ドン・キホーテ』
> ❾エマーソン
> ❿オリバー・ウェンデル・ホームズ『朝の食卓』
>
> 「医学の座右銘」の章より

　一方、オスラーを日本に広めた故日野原重明先生（聖路加国際病院名誉院長）は、『だから医学は面白い』[1]のなかで、オスラーにならって、「日本の医学生のためのベッドサイド・ライブラリー」（**表1**）[1]として20冊の本を推薦されている。

理想の医師像を求めて

◉医学は「人類への奉仕」である

オスラーは講演の最後に、こう語っている。

> われわれがここにあるのは自分のためでなく、
> 他の人々の人生をより幸せにするためにである
>
> 「医学の座右銘」の章より

表1 | 故日野原重明先生ご推薦の「日本の医学生のためのベッドサイド・ライブラリー」[1]

① ウィリアム・オスラー『平静の心―オスラー博士講演集』
② マルクス・アウレリウス『自省録』
③ プラトン全集
④ フーフェランド『医戒』
⑤ シェイクスピア『マクベス』
⑥ トルストイ『イワン・イリッチの死』
⑦ ヴィクトール・E・フランクル『夜と霧』、『それでも人生にイエスと言う』
⑧ マルティン・ブーバー『我と汝』
⑨ エリク・H・エリクソン『老年期―生き生きしたかかわりあい』
⑩ サン＝テグジュペリ『星の王子さま』
⑪ ヘルマン・ホイヴェルス『人生の秋に―ホイヴェルス随想選集』
⑫ ミシェル・フーコー『臨床医学の誕生』
⑬ シシリー・ソンダース『Living with Dying』
⑭ 細川宏『病者・花―細川宏遺稿詩集』
⑮ エーリッヒ・フロム『愛するということ』
⑯ リルケ『リルケ詩集』
⑰ アン・モロウ・リンドバーグ『海からの贈りもの』
⑱ エリック・J・キャッセル『癒し人のわざ―医療の新しいあり方を求めて』
⑲ 夏目漱石『思い出す事など』
⑳ 日野原重明『医の道を求めて―ウィリアム・オスラー博士の生涯に学ぶ』

また、オスラーより約40年早く生まれた江戸末期の医師、緒方洪庵（こうあん）（1810〜1863）は、長崎での蘭学修行を終え、1838年に大阪で蘭学塾「適塾」を開いた。塾生は「学問をする」というただ1つの目的のために日本中から集まり、その中には福沢諭吉（1835〜1901）（p.63）もいた。

　『福翁自伝』で福沢諭吉は、「およそ勉強ということについては、この上にしようもないほどに勉強した」と述懐している。勉強や寝るスペースは畳1枚分であった。毎月、席替えがあり、成績上位の者から良い席をとる。人が往来する通路では夜中に人に踏み起こされ、壁に面した席では、昼間でも灯火をつけて読書しなければならないため、良い場所を確保しようと皆が必死になって勉強した。1冊しかないヅーフの蘭和辞書を頼りに、医学書や物理書の会読に備えた。辞書がある部屋は"ヅーフ部屋"と呼ばれ、夜通し灯火がついていたという。

　「適塾」の訓戒が残されている。
「医者がこの世で生活しているのは、人のためであって自分のためではない。決して有名になろうと思うな。また利益を追おうとするな。ただただ自分を捨てよ。そして人を救うことだけを考えよ」

　医学は己の利益を顧みない、「人類への奉仕」なのである。

文献

1）日野原重明：だから医学は面白い―幻（ビジョン）を追い続けた私の軌跡．日本医事新報社，2014．
2）野田又夫（訳）：世界の名著デカルト．中央公論社，1967．

（山中克郎）

オスラー名言集 |5|

山中克郎

> **Use your five senses.**
> 五感を用いよ
> ウィリアム・オスラー

Case

10カ月前から息苦しさや頭痛がある、36歳、女性。

時々、息苦しさを自覚している。運動で息苦しくなることはない。頭痛は拍動性で、キリキリとした痛み。数分～1時間で治まる。光過敏はあるが、日常生活の妨げや嘔気はない。酸素飽和度（SpO_2）が80%台前半（室内気）になることがあるため、精査を目的に紹介となった。2年前に卵巣嚢腫の手術を受けたが、手術の朝SpO_2が低くなり、血液ガスを施行されたという。

意識は清明で、体温36.8℃、血圧112/70 mmHg、心拍数91回/分、呼吸数18回/分、SpO_2（室内気）は座位91%、臥位94%である。眼瞼結膜に蒼白なし、心雑音なし、呼吸音にも異常を認めなかった。ばち指なし。血液検査ではHb 17.2 g/dL、Ht 50.4%の多血症を認めた。

【五感を用いることの重要性】

起座呼吸とは反対の、座位で低下するSpO_2は、platypneaと呼ばれる。原因疾患として、卵円孔開存による心臓での右左シャント、肺動静脈瘻、肝肺症候群がある。

経食道心エコーでのマイクロバブルテストで、心臓内の右左シャントは認めなかった。肺での右左シャントを確認するため、胸部造影CTを施行し、肺動静脈瘻が確認された。

反省点としては、もっと思慮深い診察が必要であった。診断後に家族

歴を詳しく聞いてみると、父親は 53 歳で脳出血のため突然死、弟は遺伝性出血性血管拡張症で肺動静脈瘻塞栓術を受けたことがあり、母親と弟は片頭痛があった。この患者も、遺伝性出血性毛細血管拡張症の可能性が高い。

遺伝性出血性毛細血管拡張症
❶　繰り返す鼻出血
❷　皮膚や粘膜の毛細血管拡張（口唇、口腔、指、鼻、眼球結膜、耳）
❸　肺、脳、肝臓、脊髄、消化管の動静脈奇形
❹　１親等の血縁者にこの病気の患者さんがいる
上記より３つ以上あると確診、２つで疑わしい。

　問診で繰り返す鼻出血の既往を、私は聞いていない。口唇周囲の毛細血管拡張は、診察時に確かめていない。あったのかもしれないが、観察しようと意識しなければ、あっても見えてこない。

　この疾患は、オスラーが家族内発症を最初に報告したため、奇しくも「オスラー病」とも呼ばれている。

人生と平和と愛と

1 人生に悩むとき
医師としてどう生きるか？

CASE

医師になり10年目を迎えた消化器内科医Aは、この10年間を振り返った。

内視鏡を手に、たくさんの消化管出血や、がんを発見し、治療を行ってきた。院内でも消化器内科医として、これからの活躍が期待され、皆から一目置かれている。しかしAは、内視鏡検査および治療、ERCP、肝生検などの検査が一人前にできるようになったものの、毎日数十件というこれらの検査を、これからの残り30年の医師人生においても続けていけるか、不安を抱いていた。

そんなある日、ローテート中の2年目の研修医Bから、次年度以降の進路について相談を受けた。

研修医B「この1年で、いくつかの診療科をローテートしましたが、自分が何科に進むべきか、わかりません。医学生の頃は、初期研修医としていろいろな診療科を回れば、自然と自分の進路が見えてくると思っていましたが、実際に研修医になってみると、日々の業務と勉強に追われ、考えるゆとりもありません。」

研修医Bの純粋な相談に、自分の進路にも悩んでいたAは、たじろいだ。

講演「生き方」は、1913年、オスラーが63歳のときに、米国エール大学で行われたものである。オスラーの講演のなかでも「平静の心」と並び最も有名な内容であり、英米ではこの講演が1冊の小冊子として出版され、多くの医学生に読まれている。本稿では講演「生き方」から、医師として生きる3つの「道しるべ」を抽出した。読者の皆さんも、それぞれの立場で、立ち止まって今の自分を見つめ直す気持ちで読み進

❶習慣が自分を作る

> 数年前、「人生はいまいましい出来事の繰り返しだ」と印刷されたクリスマスカードが出回ったことがあった。これをもう少し上品な言葉で言い直すと、<u>「人生は習慣である」</u>、すなわち、人生は無意識のうちになかば習慣化した行為の連続したもの、と言えるであろう。この偉大な真理は、精神的なもの、肉体的なものを問わず、あらゆる行動の基盤となるもので、卓越した道徳は習慣より生まれる、とするアリストテレスの教えの中心思想をなすものである。
> 「要するに、ある行動の習慣はいずれも同種の行動から生まれる。そこでわれわれのなすべきことは、これらの特定の行動に、ある性格を付与してやることである」。
>
> 「生き方」の章より

　医師人生の最初の約10年間は、一人前になるために、技術を磨くための山を登り続ける。しかし、仮に10年で登り着いた山頂の目の前には、あと30年の医師人生が待っている。10年かけていつの間にか身についた習慣とは、修練と失敗の中で生み出された結果である。精神的なものであれ、肉体的なものであれ、それらは同じ作業の繰り返しのため、いまいましい出来事に思われるかもしれないが、この「熟練した習慣こそが、生活の基盤となる」と、オスラーは唱えた。
　さて、毎日同じように行う診療に、われわれはどのような意味を持たせているか？
　咳・痰・発熱を主訴に来院した患者に対して、ある医師はなるべく早く検査に回し、全例にCT写真を撮影し、診断する習慣がある。またある医師は同じ患者を診る場合、症状の経過や重症度を職業などの生活になぞらえて詳細に問診し、さらに的を絞った身体診察をし、必要に応じて画像検査を行う習慣がある。同じ患者でも、医師の"習慣"によって、

診察の内容は大きく変わってくる。問診・診察をほとんどせず、検査・治療を優先した診療の習慣は、その考察がなされないまま、高CRP血症に対して抗菌薬が使われたり、高腫瘍マーカー血症に対してさらに検査漬けにしたりという、負のスパイラルに陥りがちである。

医師としてどのような道に進むにせよ、その道で、「どのような習慣を身につけるか」をしっかりと見極め、一人前になった後でも、その習慣に自信を持てるかどうかが大切なのである。

❷「防日区隔室」を備えよ

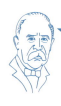

> かつて、25ノットで大海を走る大きな客船のブリッジに立っていたことがある。「この船は、1枚の船板といえども生きている。脳と神経、巨大な胃袋、立派な心臓と肺、見事な運動器官を持つ巨大な怪物だ」と私の連れが言った。ちょうどそのとき汽笛が鳴って、船の中のすべての防水区隔室が閉められた。「安全を確保するために極めて重要なのです」と船長は告げた。「タイタニック号のようなことがあってもですか」と私が訊ねると、船長は、「そうです。タイタニック号のようなことが起こってもです」と答えた。
> ところで、諸君は誰しもこの大きな客船よりはるかに優れた生き物で、これから長い航海に就かねばならない。そこで私が諸君にお勧めしたいのは、航海の安全を期するために、「防日区隔室」を備えて生きていくように、その機械装置の制御の仕方を学んでおくことである。　「生き方」の章より

オスラーは客船で大西洋上を航海中に、「船に備え付けられた防水区隔室のおかげで、船は沈まずに航海できる」という構造を知り、人生にも、防水区隔室のようなものが必要と考えた。すなわち、人生という航海においても沈没しないために必要なのは、"日"を区隔する部屋であると考えたのである。さらに、オスラーは以下のように続けている。

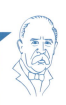

> 昨日の重荷に加えて明日の重荷までも今日背負い込んだならば、いかに頑強な者でもよろめくことだろう。過去と同様、未来の扉をもしっかり閉ざしていただきたい。(中略)
> 未来は今日であり――明日は存在しない！ 救いの日は"今（now）"であり――現在を、今日を誠実に、先を考えずに生きることが、未来への唯一の保障となる。諸君の視野を24時間の範囲に限定していただきたい。
> 「生き方」の章より

　まずは、過去を閉め出すこと。われわれ人間は過去の些細な失敗やこれまでの境遇から、「私は〇〇な人間だから、××はできない」という考えに陥りやすい。「前日診療し、『問題ない』と説明して帰した患者だったが、今日になって他の医師がその患者に入院加療を始めていた」、「執刀医として手術に入ったが、頭が真っ白になってしまい、指導医にすぐに代わられた」、「猛勉強をして学会発表をしたものの、聴衆からの質問に全く答えることができなかった」など、自信をなくしてしまうような状況を、何日経っても、あるいは何年経っても、気にして生きている人もいる。過去の過剰なトラウマによる逃げの姿勢は、もはや言い訳にしか聞こえない。「自分が思っている以上に、周りは私のことは気にしていない」と考えるべきであろう。

　さらにオスラーは、「先のわからない将来に不安を抱くべきではない」と説いている。「将来、〇〇はなくなるかもしれないので、××はできない」といった具合に考え出すと、きりがない。これはオスラーの人生哲学でもある。カナダ、米国、英国と、海を渡って3つの国で研究と医学教育に力を注いだオスラーは、この間に、いくつもの大学からの招聘を断り、自分なりの「異動」を選択してきた。オスラーはおそらく、自身の生き方を、その時々の"今"の自分の感性を信じて選択・決断してきたのだと思われる。

　診療科をこれから選択する、あるいは今の診療科の仕事に自信が持て

なくなったときには、今の自分の気持ちに正直になること、"ワクワク"と心躍らせるような感情に素直になり、行動を選択することが重要なのではないだろうか。

❸「平静の心」を持って

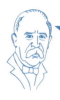

> 人生における最も悲しむべき悲劇の1つは、急ぎ、慌て、騒ぎ立て、さらには過度の緊張のために、若い学生が人生の途中で挫折することである。人間という機械を昼夜休みなく動かしてしまう——分別のあるものであればモーターをそのように酷使はしないであろう。
> （中略）
> **われわれの仕事の質と量は挫折の回数や過酷さには無関係である。**挫折の原因はむしろ、ばかげた切迫感とゆとりのなさ、息切れと緊張、外見への懸念と結果についての憂慮、内的調和と平静な心の欠如などにある。
>
> 「生き方」の章より

　研修医時代には、実臨床の仕事以外にも、勉強に要する時間が相当必要である。一人前になると、成長のための長時間の勉強は不要になり楽になると思われるが、即戦力として期待され、教育者・研究者としての仕事量も増え、成長すれば楽になるとは決して言えない。時には消化できないほどの仕事量が、一度に舞い込むこともある。

　オスラーは42歳のときに、『内科学の原理と診療（The Principles and Practice of Medicine）』という内科テキストを出版した。百科事典のような分量の医学書を、なんと1人で書き上げたのである。他の誰よりも多忙だったオスラーにとって、心の乱れ、緊張を解き放つことを意識しながら、常に「平静の心」を持って仕事に取り組んでいたのではないかと思われる。

　オスラーは日々、心を整理し、感情をコントロールする、今でいう「マインドフルネス」を実践していたのではないだろうか。筆者も5年以上前から、毎週30分のジョギングと筋肉トレーニングを、どんなに忙

しくても、たとえ出張先でも、時には雨の日でも、欠かさず行っている。心を一度「無」の状態にして、自身と向き合い、「平静の心」を保つことにより、仕事に予想以上の結果がもたらされることを経験している。

⦿

冒頭のエピソードでは、中堅医師と研修医の将来への悩みを題材にしたが、答えの出し方も人それぞれであり、正解は存在しない。しかし、少しでも「後悔しない人生」を、誰しもが送りたいと願っているのではないか？　たくさんの批判を受けながらも、常にその行動力・実行力によって、医学界・医学教育を変革してきたオスラーの言葉には、ものすごい力がある。

本稿の最後は、オスラーのこの言葉で閉めたいと思う。

> 人生は真っすぐで単調な営みであり、道には阻むものもなく、何世代にもわたる果敢な先人達がその行く手を照らしてくれる。諸君は先人達が行った活動の一端を担い、彼らの理想を諸君の霊感としなければならない。私の心の眼に20年後の諸君の姿が見える──眼には決意を秘め、額は広く、髭をきれいにそった諸君は、世に出て成功を収めているはずである。情動に支配されるか、理性に支配されるか、いずれのタイプに属していようとも、諸君は先人のパン種を必要とするであろう。（中略）
> **私は前に、「人生は些細な出来事によって左右される」というジョンソン博士*の言葉を引用した。諸君が心を叡知に向けて、これからの日々を重ねるよう、私のささやかな言葉が、その一助になればと願うものである。**
> 「生き方」の章より
>
> *：オスラーの重要な3人の師のうちの1人。数多くの本、科学する心、人生を生きる道、学習の態度などを受け継いだ。

（平島　修）

2 世界の平和を願うとき
医学と科学の狭間で

　オスラーの講演「古き人文学と新しき科学」が行われたのは、オスラーが70歳の1919年、第一次世界大戦（1914〜1918年）終戦の翌年である。オスラーはこの大戦で、愛しい一人息子を亡くした。この講演には、オスラーの戦争に反対する痛烈な想いと、平和への願いが込められている。

CASE

患者：60代、働き盛りの男性。
現病歴：2カ月前から咳嗽・喀痰があり、1週間前から「痰に血が混じる」との訴えで来院。胸部X線写真（右図）では、左中肺野に腫瘤影を認めたため、会社を休んでもらって、精査入院を行った。血液検査、呼吸機能検査、気管支鏡検査、PET検査などを行い、「肺腺がん・多発骨転移」と診断。その後も入院を継続し、化学療法の導入を行った。約2カ月の入院で、体重は5kg減り、退院後仕事は退職し、自宅療養をすることになった。

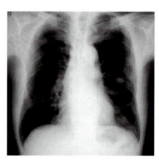

　ある日、外来化学療法室で、患者は涙を浮かべながら、あなたにこんな質問を投げかけた。
　「先生、私は肺がんという診断と引き替えに仕事を奪われ、毎日1日中、ソファーでボーッとテレビを見て座っています。治る、という保証のないこの化学療法という治療を受け、ソファーに座り続ける日々に、どのような意味があるのでしょうか？」

われわれ医師の仕事は、日々さまざまな「生」と「死」に向き合うことである。若くして命を落とす患者、長寿を全うする患者、交通事故のように突然死を迎える患者、何年もの闘病生活の末に死にゆく患者、その人生模様は、実にさまざまである。

　一方で、この100年間を見てみると、医学の進歩は目覚ましく、原因不明だった病気も解明され、治癒まで可能となった疾患が数多く存在する。まずは医学の進歩について、オスラーの言葉から考えてみたい。

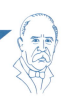

> 科学こそは、実に数ある学問分野の中で医学に革新性を与える唯一のものだと言いたいところだが、むしろ穏当に言えば（筆者註：穏やかに言えば）、他のどの分野よりも医学における科学の貢献度は大きいと言えよう。
> 「古き人文学と新しき科学」の章より

　医学の進歩に一番貢献したのは、自然科学である。誰か1人の技術が医学を牽引したのではなく、自然科学のさまざまな発展が、医学の進歩に繋がったのである。

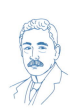

　1人の人物を例に医学の進歩を考えてみる。明治の文豪・夏目漱石の死因を、皆さんはご存じだろうか？　漱石は49歳の若さで、胃潰瘍による大量出血のために亡くなっている。胃潰瘍を発病したのはその5年前、幾度も大量吐血を繰り返し、そのたびに病床につき、そのなかで執筆を続けていたと言われている。現在ならば、ピロリ菌除菌、プロトンポンプ阻害薬を内服するだけで治る病気が、100年前には救えなかったのである。この細菌発見、治療薬の開発に、科学の力が大きく関与している。

　オスラーは「科学とはいかなるものか」、次のように説明している。

> 科学とは観察習慣ないし観察能力である、と定義されてきた。観察習慣ないしは観察能力によって子供は知識を増し、

> 大人もそれを毎日用いて生活を続けてゆく。ただ量的な差が観察を科学的にする——すなわち正確さを生む。（中略）これはプラトンの科学の定義の本質をなすもので、天上であれ、地上であれ、観察者自身であれ、事物を「あるがままの姿で見る」のである。
> われわれの毎日の生活は純粋科学が行った数々の発見の応用に依存しているが、そういう発見は、自然の法則に関する知識を探究すること以外の動機を持たなかった人々、すなわち、バーネット*によると、古代ギリシャから人類への賜物と言える無私無欲の人々によって行われたのであった。
> 「古き人文学と新しき科学」の章より
>
> *：バーネット（John Burnet, 1863-1928）：スコットランドの聖アンドリュー大学のギリシャ語教授。プラトンとアリストテレスの著書を編纂。

　1979年、当時「胃酸にまみれた胃のなかには、細菌はいない」と信じられていたなかで、オーストラリアのウォーレン医師は、胃炎患者の胃を観察し、世界で初めてピロリ菌を発見した。そしてマーシャル研修医とともに分離培養に成功した。その研究の原動力は、人命が救われるということよりも、「あるがままに観察したい、そして事実を知りたい」という探究心だったに違いない。

　現在においても自然科学の進歩は著しく、たとえばわれわれも、山中伸弥教授が発見したiPS細胞（人工多能性幹細胞）の登場で、すぐ先の医療も革新的に変わる兆しを感じることができる。今の医療と50年後の医療とでは、全く違ったものになるだろう。

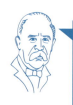

> 自然はついに屈服し、力の時代がやってきた。蒸気機関に代わって発電機が登場し、放射エネルギーは物資の隠れた神秘を明らかにして見せた。地上の制覇に続いて、人間は空を我が物とし、海をも征服した。だが、単に力万能の時代ではなかった。人間が同胞のためにこれほど尽力した時代は今までになかったし、自然を制覇したことは、すなわち平和の輝かしい勝利をも意味した。

> 疫病は予防され、貧しい人々の叫び声が聞こえるようになった。貧困にあえぐ人々の生活を援助することは、恵まれたと言ってよい者達の神聖な義務であった。当時のわれわれは、生きる誇りに満ち溢れていたものである！
> 「古き人文学と新しき科学」の章より

　人間は、科学の発展とともに医学を発展させ、同胞の命を救ってきた。完全に克服したとは言えないものの、疫病により大量に命を落とす時代は過ぎ去り、そしてこれまで隠れていた貧困問題が浮き彫りになった。今や世界の貧困問題を克服することこそ、世界平和のために必要な時代なのである。

　しかし一方で、科学の力で医学の発展を推し進めるため、新たにこれまでには想像のできなかった倫理問題が浮上した。たとえば臓器移植が可能になり、多くの人命を救うことができるようになったが、脳死移植においては「脳死は"死"か？」という問題が持ち挙がり、生体移植でも「病気腎移植を認めるかどうか」が社会問題にもなった。そしてクローン研究が進む際、命の尊厳について、必ず議論する必要があった。医学の発展とともに、「生命とは何か？」が問われるようになったのである。

　科学とは、無私無欲の人々によって行われる行為であるために、科学を用いる者が、"倫理を無視して"進めると、非常に危険である。その"倫理を無視して"行われた科学を、当時、目の当たりに見て経験したのが、オスラーだった。

> ひとたび戦争に突入すると国家はあらゆるエネルギーを総動員する。そこで科学が虐殺方法の発見に身売りしたと言うのは、状況を見誤ったことになる。（中略）毒ガスによる被災者の苦しみほどに痛ましくも恐ろしい光景は、これまでの戦争中いまだかつて見られなかったことと言えよう。これほどの野蛮行為に堕すことなどは、われわれには到底できなかったことである。
> 「古き人文学と新しき科学」の章より

オスラーは、「科学を戦争の道具として使う」という、誤った使い方を痛烈に批判した。それでもなお、人間は同じ過ちを繰り返そうとしている。現代医学にも応用され、命を救う道具となった核医学は、今や命を滅ぼす核爆弾として使われようとしている。科学は、人類を滅ぼす道具にもなりかねないのだ。

　医学の発展には、医学以外の人文学・倫理学・哲学・社会学といった学問、とくに「命の尊厳とは何か？」を考える分野が不可欠なのである。そして、常に監視されておくべきである。

　大量吐血を繰り返し、医学の限界から死を間近にした夏目漱石が、病床にて以下のような言葉を残している。

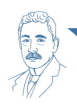

> 今までは手を打たなければ、わが下女さえ顔を出さなかった。人に頼まなければ用は弁じなかった。いくら仕ようと焦慮っても、調わない事が多かった。それが病気になると、がらりと変った。（中略）「安心して療養せよ」という電報が満州から、血を吐いた翌日に来た。思いがけない知己や朋友が代る代る枕元に来た。あるものは鹿児島から来た。あるものは山形から来た。またあるものは眼の前に逼る結婚を延期して来た。（中略）これほどの手間と時間と親切を掛けてくれようとは夢にも待設けなかった余は、病に生き還ると共に、心に生き還った。余は病に謝した。また余のためにこれほどの手間と時間と親切とを惜まざる人々に謝した。そうして願わくは善良な人間になりたいと考えた。そうしてこの幸福な考えをわれに打壊す者を、永久の敵とすべく心に誓った。
>
> 夏目漱石（著）『思い出す事など』（岩波文庫）pp.68-69、1986年より引用

　夏目漱石の時代に「不治の病」だった胃潰瘍が、現在では「内服加療」という簡単な治療で命を救うことができるように、現在「難病」と呼ばれる病気も、近い将来、いとも簡単に治療ができているかもしれない。

夏目漱石のこの言葉からも、医療における救いとは、決して医学という科学だけではないことがわかる。

冒頭のCASEで提示した患者は、臨床医ならば決して非日常とは言えない症例だと思われる。生きる希望を失った患者の言葉に、あなたなら、どのような態度で接することができるだろうか？

長い医学の歴史の発展の中には、「その時代に生まれたから」という理由で、失われた命も、救われた命もある。「生」と「死」に日々直面するわれわれ医療人こそ、医学だけを学ぶのではなく、他のどの職業よりも、人文学や哲学も広く学ばなければならないと考える。

文献
1) 夏目漱石：思い出す事など 他七篇．岩波文庫，1986．
2) 日野原重明：現代医学と宗教．岩波書店，1997．

（平島　修）

3 困難な時代の生き方に悩むとき

CASE A医師は、ある漫画を読んだことがきっかけで、日本の国益を守ることが日本国民にとって最も重要であると考えるようになった。そんな折、日本人を拉致していたアジアのあるN国が、ミサイルを日本海に打ち込むという行為を行うようになった。A医師は、日本と安全保障条約を結んでいるU国の軍隊が、N国に対して先制攻撃を行うべきだと考えるようになった。たとえそれによって、N国の民間人を大量に死滅させることになったとしても、である。これは「報復」なのであり、拉致やミサイル発射を行ったN国に責任があるのだから仕方がない、と考えた。

戦争は、報復から始まり、報復で終わる。

太平洋戦争は広島と長崎への原爆投下で終わったが、当初アメリカからさまざまな圧力を受けていた日本が行った真珠湾攻撃は、報復だった。そしてアメリカが行った原爆投下は、それに対する報復だった。

人間社会でも、「報復」や「倍返し」の悲劇はよくみられる。夏目漱石（p.127, 130）の小説『坊ちゃん』は、赤シャツと狸に報復を試みた坊ちゃんの作戦が、失敗に終わる悲喜劇だ。報復は報われない。正義と法によって解決する努力を、最後まで行うべきだ。

戦争と報復について、オスラーの『平静の心』から、次の文章をみてみよう。これは、第一次世界大戦終戦後に行われた、英国オックスフォード大学でのオスラーの生涯最後の講演「古き人文学と新しい科学」の記録からである。

戦争にも擁護者がいることは、驚くには当たらない。戦争は理想の英雄的な衝突であるとか、苦悩と犠牲の炎の中で国家の不純物を一掃するためであるとか、バラバラになった国民を一つの大目的のために鍛え上げるため、などと戦争擁護者は弁解する。
（中略）
しかし、われわれが尻込みせず直面しなければならない別の面がある。われわれ医師や看護婦が目の当たりにしてきた死の恐怖についてここで述べる必要はあるまいと思う。ただ、戦争は魂を粉微塵に吹き飛ばす、という点だけは申し上げておきたい。この大戦において、人間性というすこぶる繊細な感性は、原始的な野蛮行為の波を食い止めるために文明がいかに無能であるか、宗教がいかに無力であるかを知って衝撃を受け、麻痺状態に陥ってしまった。有史以前と以後を問わず、歴史の頁は黒く塗りつぶされてはいるものの、これほど長期にわたり集中的に行われた受難の時期は、人類史上いまだかつてなかったものである。
（中略）
無防備の街を爆撃して罪のない婦女子を殺戮した行為には、激しい義憤の叫びが浴びせられた！　それは汚い血みどろの残虐行為であり、電光稲妻と雷という爆撃よりももっと恐ろしい、もっとすさまじい、もっと悪魔的な手段を用いて、多くの市民を障害ある者にし、骨を折り、引き裂き、殺すことによって人間の感覚を混乱させ、百の雷を使うよりも多くの壁を落とした、と言われるオキシドラ人（訳注：フランスの作家ラブレーが小説で描いた人々で、残虐な破壊道具を用いた人々）の行為にも匹敵する。
（中略）
1916年初頭、私はタイムズ紙に次の寄稿文を寄せた。
「報復への叫びは、戦争が分別ある人間をも極悪非道な精神状態に突き落とすことを物語っている。私は無抵抗主義ではなく、已むを得ぬ場合は防戦する者だが、どんなに激しい挑発を受けようとも、罪なき者達の血でわれわれ国民の手を染めるべきではないと信ず

> る。この点に関して、われわれは流血の罪を犯してはならない。(後略)」
>
> 「古き人文学と新しき科学」の章より

　オスラー自身、愛する1人息子を第一次世界大戦で亡くしている。また、医師として戦争の犠牲者の治療にも当たっていた。戦争と報復の無意味さ、残酷さについて、私たち医師が人々に伝えられることがあると思う。医師は、戦争や拷問などの残虐行為に、加担してはならない。私たちは歴史から、真実を学ぶべきである。

　現在、ドイツの医学部では、先の大戦でドイツ軍の医師が行った残虐行為を、徹底的に医学生に教えている。はたして日本の医学部では、731部隊の中国での行為や、日本の某国立大学医学部での米兵への生体実験など、日本軍の医師が行った残虐行為の真実について、医学生にきちんと伝えているのだろうか？

　将来、二度と同じ過ちを犯さないためにも、われわれ日本人医師には、日本の医師が行った誤った歴史的行為を、若い世代の医師にも伝える責任があると考える。

(徳田安春)

4 結束(unity)・平和(peace)・協調(concord)のとき

それは「愛の心(charity)」である

⦿結束(unity)

　同じ人種でも、同じ土地で生活をしていても、人の個性は1人ひとり違うように、日常診療でよく見かけるコモンな疾患においても、病歴や診察所見、重症度、経過も、患者ごとに違う。そのため、それぞれの患者に合わせた治療が必要である。さらに総合診療医は、個人の医師が生涯1、2例しか経験しないであろう稀な疾患の診断・治療が必要となることがある。一昔前であれば、その疾患に気づかれないまま、不幸な転帰となっていた患者も少なくないであろう。コモンな疾患でも非典型的な経過をたどる患者や、診断が非常に難しい稀な疾患に遭遇した場合、皆さんはどのようにして情報収集を行っているだろうか？

　約110年前、オスラーはこんな言葉を残した。

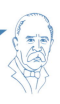

> 献身的に働く、(中略)この普遍的精神を持つがゆえに、医師は地球上のどこの国であれ、同一の環境のもとで同一の医術を施すことができるのである。(後略)
> 世界のどこかで大発見すると、それは、1週間ないし10日もしないうちに世界中に知れわたる。(中略)専門の研究者は交流を持ち、互いの研究内容を驚くほどに熟知しているのだ。1人の研究者が得た知識、今後考案するかもしれない特殊な新技術、発明するかもしれない器具などを、すべての研究者は即座に使用できる。(中略)臨床医学における発見は、次週号の週刊医学雑誌に掲載され、皆の共有財産になる。
> 　　　　　　　　　　　「結束、平和、ならびに協調」の章より

たとえば、原因不明の発熱に遭遇した際、まず皆さんは徹底的に問診、診察、さらに検査を行い、診断の手掛かりとなる情報を集めるのではないだろうか。キーワードが見つかれば、症状や検査結果をもとにインターネットを通して検索することができる。PubMed®で検索をかければ、世界中の最新論文にアクセスも可能である。

オスラーは、これほどまでにインターネットが普及し、さらにパソコンがなくともポケットサイズの携帯電話（スマートフォン）から海外の論文にアクセスできる時代を、予測できていたのだろうか？　数年前に書かれた分厚い教科書で調べるよりも、われわれは今、最新の情報を手軽に得ることができる。

では、このような時代に「結束する」とは、どのようなことなのか？
医療人でなくても誰でも手軽に医療情報が閲覧可能な情報氾濫時代では、われわれがアクセスした情報の正確性を判断することが重要なのは言うまでもなく、医療人でない一般人が間違った情報を飲み込んでしまった場合に、修正していくことも必要である。稀な疾患や稀な経過をたどった症例を経験した際には、その経験を、次に出合うであろう医師へ情報共有を行うべきであるが、より正確な情報が読み手側に伝わるよう、「結束する」ことも必要だと思われる。

⦿平和（peace）

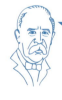

> 平和を望む者は多いが、積極的に平和を追求する人の数は少ない。
> 「結束、平和、ならびに協調」の章より

読者の皆さんの中で、いま「平和」のために何か考え、動いている方はいるだろうか？

日本は今年（2019年）、戦後74年を迎えている。日本で戦争を経験した医師は、かなり数少なくなった。しかし、医師として海外で活躍される先生方は、戦争のない日本がいかに恵まれた社会であるか、すぐ気がつくであろう。

では、日本で育ったわれわれ医師が、日本で医療を行ううえで平和を追求するためには、どのような考えが必要だろうか？
　オスラーに聞いてみよう。

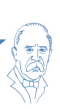

> 医師にも3つの大敵がある──無知という罪、世の中に充満する無関心、そして悪徳という悪魔である。
> ❶ 無知
> われわれは我儘（わがまま）な無知と絶望的な無知の両方と闘わねばならない。（中略）山師的な医師といかさま医はこの無知を常食としている。
> ❷ 無関心
> 一般社会における死亡のうち、まさに25％に当たる死は、この呪うべき無関心が原因で起こり、人間の非効率性を助長し、前世紀の目覚ましい業績を相殺しかねないほどである。
> ❸ 悪徳
> 他の誰よりも医師は不道徳な者、不節制な者、言動が無慈悲な者に向かって時宜を得た忠告を与えることができる。
> 「結束、平和、ならびに協調」の章より

　オスラーは、無知・無関心・悪徳と"闘う"ことが、平和への行動に繋がると述べている。
　無知と闘うとは、「結束」の項でも挙げたように、一般人の無知、医療者の無知、いずれにも当てはめることができる。
　一般人の無知からくる問題は、わかりやすくアクセスのよい情報や、隣人の情報に左右されやすいことにある。たとえばテレビで流れる健康食品のCMは、効果のあった利用者のみに焦点を当て、あたかも魔法にかかったような効果をインタビューを交えて伝え、購入を促す。必ずしも視聴者本人にとって効果の保証のない健康食品でも、仲のよい隣人が服用していれば、飲みたくなりやすい。
　医療者の無知は、自ら学ぼうとしない医師が陥りやすい。特に薬の情

報を製薬会社のプレゼンテーションのみから得ようとすると、偏った知識になってしまう。ガイドラインのみの勉強をするのも同様である。個々の患者に治療を当てはめる場合には、耳学問で済ませるのではなく、自らが調べることと、幅の広い知識が必要である。

　無関心とは、昨今話題の「過労死」の問題が当てはまるかもしれない。わが国にはいま年間2万4,000人を超える自殺者がいて、自殺は男性の場合20〜44歳までの死因の1位である（2015年、厚生労働省）。その原因には、人間関係の乱れが大きく関与している。自殺には無関心であり、経済成長の功績のみが賞賛されてきた社会が、いま、問題視されている。就業時間の問題だけではなく、職場で起こる人間関係の問題にも積極的に関わる姿勢が、医師にも必要であろう。

　悪徳への闘いとは、性感染症の予防、アルコール依存者・違法薬物使用者に対する対応などを挙げることができるだろう。これらの健康被害の蔓延は、国の存続を脅かす原因になりかねない。これらを防ぐための啓蒙活動は、医師が最も主導して行うべき分野と言える。

　平和と対峙する言葉は「戦争」と考えがちだが、平和という言葉を「穏やかな状態」と捉えるならば、対義語を「混乱」とすることもできる。

　「混乱」の原因となる無知・無関心・悪徳と闘うことが、平和への行動へと繋がるのである。

⦿協調（concord）

　では最後に、医師にとって協調することの重要性について考えてみる。もし、別の医師にかかっていた患者が、偶然自分の外来に訪れ、前医に対する不満を並べ立てたら、あなたはどのような対応をするだろうか？

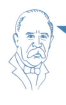

結束（unity）は協調（concord）を促す──共通の利害、同一目的、同一目標は何にもまして仲間意識を与える。多くの人々が積極的に協力すれば、たとえ摩擦が生ずることはあっても、誤解と悪意を生む結果は減少する。（中略）

> 実地医療では、心と頭の両方を等しく働かせる必要がある。医師がある患者のために最善を尽くしたにもかかわらず、自分の採った処置の真意が誤解され、その診療方法が患者の家族ばかりか、援軍として来てもらった同僚の医師にまでも手厳しく非難されたとする。今度自分の番になったら、人間の弱点が頭をもたげてその医師がしっぺ返しをしたとしても、驚くには当たらないだろう。
>
> 「結束、平和、ならびに協調」の章より

　患者と一緒になって前医を非難することは、決してあってはならない。意見が違い、診断・治療法の選択が仮に前医と違ったとしても、前医を非難して患者からの信頼が得られるとは考えがたく、患者の前医への医療不信が生まれるだけである。そして患者と一緒になって前医の非難を行っていれば、オスラーが述べるように、自分の番が回ってきたときに、今度は自分が前医から悪口を言われるようになるだろう。すると患者からの信頼は一気に崩壊してしまう。医師同士の争いは、一般人には非常に悪い印象を与えてしまうのだ。

　オスラーは「医師同士の争いの原因は、過剰なまでのライバル視（特に年下の医師に対して）、すぐに人をけなすような博愛心の欠如、患者の噂話（特に他医師への悪口）にある」とも述べている。

　前医との考え方が違ったとしても、前医の立場に自分を置き換え、敬う気持ちを持った態度であれば、患者からより多くの信頼が得られる。

⦿ そして、その先には、「愛の心（charity）」である

> 人間の心に深く刻み込まれた結束への望み、平和への願い、協調への願望は、人類に激しい感情を呼び起こし、時には崇高な行動をとらせる原動力となった。それは単なる感情にすぎない、と皆さんは言われるかもしれない。だが、世の中はそういった感情や情熱で支配されているのではないだろうか。
> **人と争わず、すべてに博愛の心を持ち、実行に移すこと。**

> すなわち、それは「愛の心（charity）」である。
> 「結束、平和、ならびに協調」の章より

　患者は、それぞれ全く違う背景で、それぞれ違った病気を患い、われわれの元にやってくる。「絶対」という言葉が通用しない医療だからこそ、われわれ医療人は、「結束・平和・協調」が必要なのではないだろうか。しかしそれは1つとして容易なことではなく、根底に「愛の心（charity）」をいつも持っていたい。

（平島　修）

オスラー名言集 |6|

山中克郎

> Pneumonia can be the "old person's friend".
> 肺炎は高齢者の友である
> ウィリアム・オスラー

Case 1

　75歳、男性。1週間前から出現した咳が徐々にひどくなり、昨日から食欲がなくなった。今朝38.6℃の発熱を生じ、救急外来を受診した。既往歴は70歳からの慢性心不全、慢性心房細動、高血圧、2型糖尿病、脂質異常症である。フロセミド、スピロノラクトン、バルサルタン、エナラプリル、アムロジピンを服用している。

　意識は清明で、体温39.0℃、血圧113/66 mmHg、心拍数124回/分・不整、SpO_2（室内気）90％、呼吸数24回/分であった。眼瞼浮腫あり。眼瞼結膜蒼白なし。頸静脈怒張あり。右中下肺野でcracklesを聴取する。両下肢にpitting edemaあり。

　胸部X線写真では、右中下肺野にair bronchogramを伴う浸潤影と心拡大、肋骨横隔膜角の鈍化、肺門陰影増強が認められた。喀痰グラム染色ではグラム陽性双球菌が多数見られ、白血球貪食像を認めた。セフトリアキソン1gを12時間ごとに投与した。喀痰培養では*Streptococcus pneumoniae*が同定された。「肺炎球菌性肺炎による心不全の増悪」と診断され、抗菌薬と利尿薬投与により症状は改善し、第19病日に退院となった。

【高齢者の肺炎】

高齢者に肺炎はよく起こる。肺炎球菌は、市中肺炎において最も多い起炎菌である。強力な抗菌薬が使用可能な現代でも、高齢者の肺炎による死亡率は高い。細菌のみならず、ウイルス、誤嚥によっても肺炎は起こる。ペニシリンGの実用化は1942年であるので、ウィリアム・オスラーの時代（1849〜1919）には、抗菌薬がなかった。

Case 2

複数回の気管支感染症の既往がある70歳のオスラーは、1919年10月上旬から咳が次第にひどくなり、39℃を超える発熱とひどい咳の発作が続いた。同年11月7日、深呼吸時に右胸部痛が出現し、急性胸膜炎を起こした。喀痰からはインフルエンザ菌が見つかった。11月末には衰弱が顕著になり、眼窩は落ちくぼんだ。12月5日、自宅で右肺の胸腔ドレナージが行われた。排出された約400 mLの黄色く濁った液体内に、インフルエンザ菌が確認された。その後も胸腔穿刺や胸膜切開が行われたが、症状は改善することはなく、12月29日午後に肺に内出血を起こし、死亡した。翌日、自宅で剖検が行われ、「インフルエンザ菌による膿胸と複数の膿瘍形成を伴う気管支肺炎」と診断された[1]。

Case 3

日野原重明先生（聖路加国際病院名誉院長）（105歳）は、2017年3月に誤嚥性肺炎を起こされ、食事がとれなくなり、日に日に元気を失われた。延命治療を受けないことを選択され、同年7月18日に、ご自宅で亡くなられた。

【まとめ】

肺炎は、いつの時代も、「高齢者の友」なのである。

文献

1) Bliss M（著），梶　龍兒（監訳），三枝小夜子（訳）：ウィリアム・オスラー—ある臨床医の生涯．メディカル・サイエンス・インターナショナル，pp495-508, 2012.

付録

医師として生涯続けるべき勉強法

付録 1

徳田安春

はじめに──患者から学ぶ勉強法

　生涯学習では、「患者さんから学ぶ」という姿勢が重要である。自分が担当したケースの臨床的問題を解決しながら学習していくのが、効果的な勉強法となる。また、集中してあるテーマを勉強するのも、体系的な知識が得られるようになる。

　ここでは、お勧めしたい教科書や医学雑誌を分野別に挙げる。

医療面接の教科書

Steven A. Cole, et al

The Medical Interview; The Three-Function Approach

　医療面接の効果的なやり方を学ぶことができる。医療面接の機能が、データ収集、感情への対応とラポール構築、患者教育の3つに分けて説明されている。さまざまなケースでの対応法があり、実践的である。

身体診察の教科書

Joseph D. Sapira

The Art and Science of Bedside Diagnosis

　診察法のバイブル的存在。身体診察所見の取り方の歴史や逸話、正しく行う方法などについて、詳細に記載されている。歴史的彫刻や絵画などの写真を使った身体説明や、著者の豊富なリベラルアーツの知識も満載となっており、異色の教科書である。

臨床推論の教科書

Jerome P. Kassirer, et al

Learning Clinical Reasoning

元『The New England Journal of Medicine』誌編集長で、タフツ大学教授のJerome P. Kassirer氏らが、『The New England Journal of Medicine』誌の臨床推論ケース連載を元に、臨床推論の基本的な考え方を表した本。認知バイアスや早期閉鎖、base rate neglectなどの臨床推論エラー概念が、ケースを元に学習できる。

臨床推論の医学雑誌

『The New England Journal of Medicine』誌
Clinical Problem-Solving

臨床推論のエキスパートの脳内ロジックを覗くことができる雑誌。以前は、前述のJerome P. Kassirer氏やカリフォルニア大学サンフランシスコ校内科学教授のLawrence M. Tierney, Jr氏などのカリスマ診断医がdiscussantとしてコメントを担当していた。最近では、Tierney氏の弟子である、ミシガン大学教授のSanjay Saint氏やUCSF教授のGurpreet Dhaliwal氏がコメント執筆を担当している。

症候学の教科書

Anthony S. Fauci, et al
Harrison's Principles of Internal Medicine

世界で最も有名な内科教科書。この教科書のなかで最も有用なのは、前半部にある症候学を記述した内容である。病態生理や疾患疫学に基づく鑑別診断の立て方と検査の進め方について、世界標準の方法が記載されている。

臨床倫理の教科書

Albert R. Jonsen, et al
Clinical Ethics; A Practical Approach to Ethical Decisions in Clinical Medicine

この本を読んで実践すると、臨床倫理のジレンマに陥ったときの問題解決を行うことができるようになる。佐賀県で地域医療に従事した故白浜雅司先生は、この本の概念を元に、臨床倫理の「4分割法」を開発し、日本における臨床倫理教育に多大な貢献をされた。

医の哲学の教科書

Philip A. Tumulty

The Effective Clinician; His Methods and Approach to Diagnosis and Care

　全人医療の古典的教科書。患者を人間として診ること、家族と社会も含めて診ることの重要性が理解できる。医療面接や身体診察、鑑別診断などの臨床的アートについても記載されており、臨床推論の学習にもなる。日本語版は故日野原重明先生（聖路加国際病院名誉院長）が翻訳しておられた〔Philip A Tumulty（著）、日野原重明・他（訳）：新しい診断学の方法論と患者へのアプローチ─よき臨床医をめざして．医学書院、1978〕。

臨床疫学研究の教科書

R. Brian Haynes, et al

Clinical Epidemiology

　EBMの創始者グループが出版した、臨床疫学の歴史的教科書。筆者・徳田も含めて、これを読んで感化された医師が世界中にいる。初版と2版目では、臨床疫学による臨床実践の方法が展開されていたが、3版目から、その内容は臨床研究の方法論が中心になっており、臨床疫学の適応分野を絞り込んでいる。

おわりに

　医学の生涯学習では、上記の臨床医学の教科書だけでなく、基礎医学の教科書なども継続して勉強することをお勧めしたい。解剖学、発生学、生理学、生化学、薬理学、病理学、などである。

　オスラーがいわれた、「徹底の質（quality of thoroughness）」である。「これを生涯行うと、ヤブ医者にならない」と、オスラーは述べている。

医師として生涯続けるべき勉強法

山中克郎

MKSAPを解く

米国内科学会（ACP: American College of Physicians）
MKSAP（Medical Knowledge Self-Assessment Program）

　ACPが医学生涯教育のために3年ごとに編纂する問題集である「MKSAP」は、お勧めである。青木眞先生（米国感染症専門医）に最初に紹介され、私はMKSAP13から勉強し続けている。

　「循環器」「呼吸器＆集中治療」「消化器＆肝臓」「神経」「感染症」「血液＆腫瘍」「膠原病」「腎臓」「内分泌＆代謝」「皮膚」「総合内科」という分野別に、それぞれ約200ページの冊子が作られている。前半には、一般内科医が知っておくべき重要疾患の概要が書かれ、後半は、実際の診療を想定した臨床問題になっている。臨床問題を解きながら、その後の解説を読むと、自分がどの領域において知識が不足しているかがよくわかる。

　MKSAPには、オーディオ版（MKSAP audio companion）もある。総合診療医と各領域を編集担当した内科専門医が対談し、それぞれの分野においてトピックスになっている事柄や疾患知識の整理を行っている。通勤途中などの隙間時間を使って聴くことができ、非常に便利である。

医学雑誌を読む

『The New England Journal of Medicine』誌
『Lancet』誌
『JAMA (The Journal of the American Medical Association)』誌

　上記3誌は、毎週必ずチェックするジャーナルである。総説や症例問題を中心に読んでいる。これらの一流医学雑誌にも基本的疾患（たと

えば、片頭痛や市中肺炎）が特集されるので、最新の知見を加味した卓越した臨床医による解説を読むことは、日常臨床能力の向上に役立つ。

仲田和正先生（西伊豆健育会病院）は、最新重要論文を日本語で要約し、インターネットで配信されている。

たくさんの英語論文を読みあさることが不得意なので、少し費用はかかるが、『NEJM（The New England Journal of Medicine）Journal Watch』を購読している。いろいろな内科系雑誌から重要論文だけをピックアップして、論文の意義を簡潔に解説してくれるので、時間の節約ができる。

日常診療のちょっとした疑問は、『Up To Date®』を調べるのが便利である。

重要論文や読了した医学書の重要ポイントは、Dropbox や Evernote というアプリを用いて整理し、ネット環境があればいつでも読み直しができるようにしている。

症例問題を読む

症例問題を読むときは、最初から最終診断を見ないことが大切だ。詳細な問診と基本的診察で、約85％の疾患は診断が可能である（MKSAP17. General Internal Medicine, p40）。病歴と身体所見だけから、鑑別診断や確定診断に必要な検査項目を推定するようにトレーニングしている。このようなトレーニングの繰り返しは、実臨床において非常に役に立つ。

ベッドサイド教育

私はベッドサイド回診が好きである。研修医から診断に困っている患者の情報を聞き、一緒に回診する。診察に行くと、想像していた病態とかなり異なる印象を持つときがある。注目すべき症状や身体所見のとらえ方に相違があるためと思われる。このような感覚をカンファレンスルームで教えることは難しい。どのように患者に声かけするか、訴えのどこに注目するか、何をねらって身体所見を取るかは、経験を積んだ指導医が若手医師にベッドサイドで示すべき課題であり、臨床推論の醍醐

味でもある。

　須藤博先生（大船中央病院）が訳されているが、LaCombe MA 氏の「On bedside teaching」〔Ann Intern Med.1997;126(3):217-220〕は、ベッドサイド回診の重要性を説いた論文である（http://blog.goo.ne.jp/green-mountain-top/d/20180112）。

　また、『サパイラ：身体診察のアートとサイエンス 原書第4版』（医学書院、2013年）は名著であり、その原書の『Jane M. Orient : Sapaira's Art & Science of Bedside Diagnosis 5th edition』(Wolters Kluwer, 2018) は、身体診察の診断における役割を学ぶ良書である。

医師として生涯続けるべき勉強法

平島　修

人に教える

「教うるは学ぶの半ば」ということわざは、中国最古の『書経』という歴史書に記された言葉である。「人に教えるためには、自分自身が一番理解しておかなければならないため、教えることは自分が学ぶことである」という解釈となるが、この手法こそ、生涯続けるべき勉強法と考えている。

知識を有効にインプットをするには？

医師になるまで読書をする機会があまりなかった人（私自身がそうだったが）は、医学情報を得るための膨大な「読む」という作業は、苦痛かもしれない。書店に並ぶ医学書の量はわずか10年前と比べても膨大となり、本を選ぼうにも、同じテーマの本が何冊もあって、どれを選べばよいかわからないという経験は、誰しもあるのではないだろうか。書店でよく見かける、読書自体を薦める「読書本」は、どこで、どのように読むといいか、などの読書法を紹介している。そしてたいてい読書本の隣には、「読書否定本」が並んでいる。"読書だけで満足して、行動を起こさないのは意味がない"という考え方である。「インプット」と「アウトプット」という時間軸を意識すると、読書や勉強をしている時間はインプットの時間であり、それまで知らなかった知識や考え方を得ることができ、納得感や満足感を感じる時間でもある。しかし、インプットした知識はそのままにしていると、時間と共に薄れてしまう可能性が高い（高校時代に学んだ数式をどれだけ覚えているだろうか？）。たとえインプットした際に感動があっても、知識はアウトプットしていないと、ほとんどがなくなってしまうのである。

日常診療でよく経験する疾患の勉強で得られる知識は、維持しやすい。

たとえば、肺炎の患者を初めて担当した場合や、これまでに経験したことのない肺炎の経過を経験した場合に、教科書や文献で勉強したとする。目の前の「患者の治療」という明確な目的で得た知識は、的が絞られ、繰り返し疾患を経験（アウトプット）できるので、維持しやすい。

一方で、書店で眺めていて、"なんとなく"「面白そうだな」と思って買った本を開く場合もあるかもしれない。しかし、"なんとなく"読み始めた本は、気がついたら数ページ読んで挫折してしまうことも多いのではないだろうか？

アウトプットを意識する

知識を有効に自分に取り込むためには、やはり「アウトプットする」ことを意識するとよい。なぜならば、アウトプットするという行為には、第3者に対して責任を要するからである。

アウトプットには、直接患者に対してだけではなく、近くにいる同僚や後輩に対して行ったり、あるいは見学に来た医学生と勉強会をしたり、1対1でレクチャーするという方法がある。

また、数年前までなかった手法として、ブログやSNSなどで親しい仲間だけでなく、不特定の仲間と共有するという方法もある。

他者に伝える作業は、中途半端な知識や理解ではできないため、自身の勉強への集中力も変わってくる。そして、同じ内容の教育を行い続けることで、その知識を維持・更新して、最新の情報を持ち続けることができる。

オスラーは、医師が学び続けること、そして読書を続けることの大切さを、生涯伝え続けた。われわれの医師人生は、有限のものである。勉強（インプット）する場合には、「アウトプットを意識する」ことをぜひお勧めしたい。

読んでおきたい一般書・観ておきたい映画リスト

徳田安春

一般書

夏目漱石『坊っちゃん』
日本型組織内で、正義感に基づく行動の結末を示す。

芥川龍之介『羅生門』
極限状況での人間の善悪への葛藤を描く。

吉川英治『宮本武蔵』
自らの理想を追求する武士道精神の成長過程を体験できる。

西田幾多郎『善の研究』
日本を代表する哲学者による東洋における善と愛の考察。

中根千枝『タテ社会の人間関係』
日本の組織でなぜ能力主義が浸透しないのかがわかる。

プラトン『国家』
正義とは何かについて、徹底的な議論が展開されている。

アリストテレス『ニコマコス倫理学』
理想的な生き方についての世界最初の論理。

アルビン・トフラー 『第三の波』
世界的な経済構造の歴史的変化についての的確な予想。

サミュエル・ハンチントン『文明の衝突』
冷戦崩壊後の世界秩序と地政学的変化についてのシナリオ。

マイケル・サンデル『これからの「正義」の話をしよう』
倫理的ジレンマのケーススタディを通して、「正義とは何か」を考える。

堀　辰雄『風立ちぬ』
結核と闘いながら懸命に生きた若い男女を通して、「生きる意味」を考える。

スタニスワフ・レム『ソラリスの陽のもとに』
人間の感覚の脆さと儚さ、そして人間の生きる意味を問う作品。

ヴィクトル・ユーゴー『レ・ミゼラブル』
運命と愛についての壮大なドラマが展開する。

アーネスト・ヘミングウェイ『老人と海』
年老いた人間の生きがいへの不屈な挑戦を描いている。

アンネ・フランク『アンネの日記』
悲惨な環境と死への恐怖の中で、希望を失わなかった少女の日記。

ハンナ・アーレント『全体主義の起源』
全体主義が勢力を拡大した背景を分析している。

ピーター・ドラッカー『マネジメント』
マネジメントによる組織改革と社会貢献の実践的テキスト。

ニーチェ『ツァラトゥストラ』
超人と永遠回帰の思想を通して、創造的生き方を提唱している。

ダニエル・カーネマン『ファスト&スロー』
人間の認知バイアスによる行動への影響を述べた行動経済学理論。

ジャレド・ダイアモンド『銃・病原菌・鉄』
文明史のメカニズムを明らかにした必読書。

映画

黒澤　明監督「生きる」
死を前に「生きる意味」を理解していく人間を描く。

小津安二郎監督「東京物語」
第二次世界大戦後の社会変化の中で、家族のあり方を問う。

読んでおきたい一般書・観ておきたい映画リスト

付録2

山中克郎

一般書

サン・テグジュペリ『星の王子さま』
「ものごとはね、心で見なくてはよく見えない。いちばんたいせつなことは、目に見えない」という言葉は、深く胸に刻まれています。

デカルト『方法序説』
初めて読んだ哲学書なので印象に残っています。生き方を考える参考になりました。

下村湖人『論語物語』
人間としての生き方の基本は、「論語」に書かれています。実践することは大変難しいですが、「仁」や「礼」を重んじる生き方の重要性が語られています。

ジェームス・D・ワトソン『二重らせん』
DNAの立体構造を解明して分子生物学の扉を開いたワトソンらの、偉大な発見に興奮しました。科学者たちの競争は熾烈です。

ジャレド・ダイアモンド『銃・病原菌・鉄』
それぞれの大陸で異なる発展をした人類の謎の解明に、進化生物学者が挑戦します。

マーティン・J・ブレイザー『失われてゆく、我々の内なる細菌』
腸内細菌群は単なる居候ではなく、栄養素の産生と供給、免疫系の発達や病気（肥満、気管支喘息、食物アレルギーなど）への抵抗性に重要な役割を演じている可能性があります。

山本周五郎『赤ひげ診療譚』
黒澤　明監督の映画「赤ひげ」を見て、この原書を読みたくなりました。

江國香織, 辻 仁成『冷静と情熱のあいだ』
「これから素敵な恋をしたい」と考えている若者にお勧めしたい本です。芸術の都・フィレンツェを舞台に、恋が展開します。

夏目漱石『こころ』
何度も読み直してみると、非常に奥深い人間の葛藤が描かれていることに気がつきます。

邦画

黒澤 明監督「生きる」
胃がんのため、「余命いくばくもない」と知った市役所課長の男性が、生きている間に、住民のために公園を完成させようとする。公園のブランコをこぎながら「ゴンドラの唄」を口ずさむシーンは、涙を誘います。

黒澤 明監督「赤ひげ」
加山雄三演じる若手医師が、最初は赤ひげ(三船敏郎)に反発しながらも、患者への愛に富む医師として成長していきます。

洋画

トム・シャドヤック監督「パッチ・アダムス トゥルー・ストーリー」
笑いの力で心までも治療するハンター・アダムス医師(ニックネーム:パッチ)の実話に基づいた映画です。

読んでおきたい一般書・観ておきたい映画リスト

付録 2

平島　修

理想の医師像形成に役立つ本

井村和清『飛鳥へ、そしてまだ見ぬ子へ』
32歳という若さでこの世を去った医師・井村和清先生の手記。
医師として、父として、末期患者としての揺れ動く言葉が心に響く。

Danielle Ofri（著），堀内志奈（訳）『医師の感情』
医師も人間であり、命の現場では不安・恐怖・悲しみなどがうごめいている。揺れ動く感情とどのように向き合うべきか、考えさせる1冊。

二宮敦人『最後の医者は桜を見上げて君を想う』
できうる限りの治療を行うことが、本当に正義と言えるのか？　3人の死にゆく患者に、3人の考え方が異なる熱血医師の心の動きを描いた小説。

石飛幸三『平穏死のすすめ』
高齢患者に胃ろう造設を勧めるべきか悩んだときに読んでほしい1冊。

患者だけでなく、同僚とのコミュニケーションに悩んだときに役立つ本

岸見一郎，古賀史健『嫌われる勇気』
アドラー心理学がわかりやすく対話形式で書かれた本。「すべての悩みは"対人関係"に起因している」という言葉から始まり、仕事・家庭・恋愛に至るまで、すべての対人関係が崩れる原因がまとめられている。

ジェームズ・アレン（著），坂本貢一（訳）『「原因」と「結果」の法則』
対人関係に悩んだときに、原因と結果を意識すると、シンプルに解決に導かれる考え方。

水野敬也『夢をかなえるゾウ』
1人の冴えないサラリーマンが、はちゃめちゃなインドの神様によって、成長していく物語。著者の文章力がとても優れている。

スペンサー・ジョンソン（著），門田美鈴（訳）『頂きはどこにある？』
将来の自分に迷ったときに最初に読んでほしい1冊。

邦画

深川栄洋監督「神様のカルテ」
若手救急医のリアルと苦悩を描いたヒューマンドラマ。

永江二朗監督「いしゃ先生」
昭和10年、山形県の無医村に新人女医として着任した志田周子先生の実話に基づく物語。地域医療の原点を知ることができる。

堤　幸彦監督「くちづけ」
病気の子どもを持つ親の気持ちを知ることのできる作品。

西川美和監督「ディア・ドクター」
初期研修医の僻地での地域研修が題材となった作品。そこで「真の医療とは何か」を学ぶことができる。

洋画

ロン・ハワード監督「ビューティフル・マインド」
統合失調症患者の苦しみを描いた物語。精神科医以外の医師は、特に観ておきたい。

オスラーの生涯と言葉

オスラーの生涯と言葉

平島　修

日野原重明著『医の道を求めて─ウィリアム・オスラー博士の生涯に学ぶ』（医学書院, 1993）を参考にオスラーの生涯をまとめたものである。

生い立ちから医師を目指すまで（～21歳）

1848年　カナダのオンタリオ州ボンド・ヘッドに生まれる。9人兄弟の8番目。
・両親はイギリス人で、オスラーの生まれる12年前にカナダへ渡ってきた。父は牧師。
・いたずら好きで、問題行動で退学処分を受けたことも。
・成績は優秀で、いつもクラスで一番良い。

1866年（17歳）　ウェストン校（トリニティ大学分校）
ウィリアム・アーサー・ジョンソン牧師（註：生物学者でもあった）との出会い。ジョンソン牧師の本棚には神学の他に地質学、解剖学、昆虫学などの本が並び、オスラーは生物学、特に顕微鏡の世界の魅力について教えられる。毎週末をジョンソン宅で過ごす。
そして、読み聞かせでトマス・ブラウン卿の名著『医師の信仰』と出合う。
ジョンソン牧師は心豊かな物静かな先生で、生徒たちとは極めて親密な交わりをもった（将来のオスラーの手本となる）。
ジョンソンの部屋で生物学研究者ジェームズ・ボヴェル医師を紹介され、生物学研究を手伝う。

1867年（18歳）　神学校トリニティ大学に入学。
在学中、ボヴェル医師の生物学標本の手伝いをしながら、誘われて医学校の講義を受け、徐々に医師への憧れが生まれる。また、ボヴェル医師の診療をみて、影響を受ける。

1868年（19歳）　トロント医学校に入学、ボヴェル医師の往診から学ぶ。
ボヴェル医師は自身の診療収入を、貧しく困っている人の生活費や医療費に寄付していた。⇒オスラーは、人を愛し、貧しい人に奉仕する精神を学ぶ。
＊後にボヴェル医師は牧師へと転職。
最初の雑誌投稿（科学雑誌）：「クリスマスと顕微鏡」
解剖学を熱心に学ぶ。最初の研究論文「旋毛虫病」：人体の筋肉内に旋毛虫を発見。

1870 年（21 歳） 珪藻類の研究をまとめて本にした。

> 人間の人生に影響を及ぼすのは「中天に昇る惑星や四体液中で一番配合の多い液体ではなくて、その人が最初に読んだ本とか、幼少の頃に聞いた会話とか若い日に意気込みと熱中心をよび起こした何かのできごととかである」。私の場合も二つの条件でその通りだった。それは、Nature（自然）が何かを知り、その自然に対して少年たちの心に興味を持たせる方法を知っていた生まれながらの選民型の白人であるジョンソン師に出会ったことである。～『生き方（1913 年）』より～

学生時代：マギル大学～欧州留学（21～25 歳）

1870 年（21 歳） ボヴェル医師の薦めもあり、モントリオールのマギル医科大学へ転校。そこでは、急性疾患の患者が多く、優秀な教授陣に恵まれていた。ただし、講義は臨床医が分担し、講義中心でなされ、実験室の設備はなかった。オスラーは「珪藻類」の論文で入学当初から一目置かれていた。
ハワード内科教授にその才を認められ、自宅へ自由に出入りするようになる。

> 彼（ハワード博士）は医学を学ぶことと教えることに、全情熱を傾けたのである。絶え間なく増大する仕事でどんなに時間を取られようとも、また年輪を重ねても、彼の情熱の火は消えることはなかった。辛い診療生活の最中にあっても不屈の精神力を発揮して燃えるような情熱を持ち続け、その上、若い頃に点した焔を赤々と燃やし続けることができたという意味で、ハワード博士は誠に理想的な教師であった。～『学究生活（1905 年）』より～

ハワード教授の書斎でカーライルの本に出合う。
> われわれのまずなすべきことは、ぼんやりと遠くにあるものに眼をやるよりも、手近にはっきりして存在する仕事に最善をつくすことである。

1872～1874 年（23～25 歳） マギル大学卒業後、英国・欧州（ドイツ・オーストリア・フランス）への留学。
マギル大学眼科ボーマン教授の薦めで、ロンドンのユニヴァーシティ・カレッジのサンダーソン教授のもとで生理学の研究。サンダーソン教授は組織学方面から生理学を追究していた。オスラーの研究の興味は組織学、生理学、病理学へと移る。

1873 年（24 歳） 血液中の血小板の研究を世界で初めて発表し、評判となる。英国の医学教育、ドイツの医学教育を視察し、その違いを指摘。英国では医学教育は 11 カ所の医学校でそれぞれ分かれて行われ、ベルリンでは大学病院で

全て集約され、1つの講義室で行われていた。
ベルリンで出会った51歳現役の外科医であり病理学者だったウィルヒョウ教授の授業を見学し、その博識、多才に心を打たれる。週3回病理の供覧講義、解剖は3、4時間行うことも稀ではなかった。

> 学生はできることなら、よその国々の人々に会って来なさい。旅行は視野を広めたり、おぼつかない憶測のかわりに確信を与えるだけではなしに、外国の勉強家の人々との個人的な交わりによって、自分自身の勉強の失敗なり成功を、もっと正しく評価することができるようになる。～『学究生活（1905年）』より～

マギル大学講師時代（25～35歳）

1874～1875年（25～26歳） 生理学講師として（生理学と病理学の融合）
ハワード教授から生理学講師として招聘される。医学生を初めて指導。医学生を、主として講義によって教育するというその当時のやり方をかねてから不満に思っていた。パリから顕微鏡を取り寄せ、顕微鏡を無視した医学教育の欠陥を改め、生理学と病理学の両側面から講義を行った。
医学は法律や神学と異なり、絶えず進歩する学問であるため、前進する科学に置き去りにされないためにも、絶えず本を読み、学会にも出席し、新しい報告も聞くように努力すべきである。また、人が成功するのは、学位よりも、各々の態度であると忠告。
当時、モントリオールで痘瘡（天然痘）が流行。自ら隔離病棟勤務を申し出る。モントリオール総合病院で1年7カ月に痘瘡患者260名を診療（うち、24名が死亡）。できるだけ多くの病理剖検をし「出血性痘瘡」を発表。自身にも種痘するがなかなかつかず、感染してしまう。

1876～1879年（27～30歳） 病理学から内科へ。
オスラーは、臨床医にとって病理学の基礎が必要と訴えていた。ドイツ留学中の病理学者ウィルヒョウの影響が大きかった。痘瘡勤務手当で得た600ドルで、学生のために15台の顕微鏡を購入。学生への教育に情熱を燃やす。
同僚とジャーナルクラブを始める。

1877年（28歳） 獣医学会で線虫類によるイヌの気管支肺炎について報告。後に、*Filaria osleri* と命名される。
就寝前30分の医学以外の読書（ベッドサイド・ライブラリー）を始める（生涯続けた）。

1878年（29歳）　モントリオール総合病院の内科指導医となる。人間の病気の多くは、自然に回復するものであるという考えのもと、不要な物を病棟から取り除き、病棟を一新させた。春から夏にかけて臨床指導、秋から冬にかけては生理学、病理学の講義を行った。

> 本当の知識とは、人がこれを使用し得る知識であり、このような知識こそ生命を持ち、発展し、これから実行力が生まれるものである。

との古人の言葉をしばしば引用し、知識と医学の歴史を結びつけて、学生に興味を呼び起こしつつ理解させた。

1880年（31歳）　ジョンソン牧師（痘瘡にて）、ボヴェル医師（脳卒中にて）の相次ぐ死。

同年　過去3年分の病理解剖の所見を1冊の本にまとめる。
カナダ医学会で痙攣性脊髄麻痺の症例報告。

1881年（32歳）　潰瘍性心内膜炎について講演。心臓の弁に細菌を認めたことを発表するが、公認されず。
ロンドンで国際医学会に出席。パスツール、リスター、ウィルヒョウ、パジェット、ジャクソン、シャルコー、コッホなどの偉人が集まった。心内膜内の細菌の存在は病理のものであって、細菌学的証明はできていなかった。

1882年（33歳）　コッホが結核菌を発見。

1883年（34歳）　英国の王位医師会のフェローに推薦される。

1884年（35歳）　2度目の欧州留学、4月にベルリンへ。
ベルリンの下水道、検査室の整備、教授陣の強化をみて驚く。病理学者ウィルヒョウ教授はドイツ議会の議員も兼任し、公衆衛生でも活躍。パスツールが狂犬病ウイルスを発見。オスラーはこの欧州滞在中に、公衆衛生の重要性、細菌学への関心を示した。
ドイツ滞在中にフィラデルフィアにあるペンシルベニア大学からの誘いが来る。

> 私は4マルクの銀貨をポケットから取り出した。"表が出たらフィラデルフィアに行こう。そして、もし裏が出たならモントリオールにとどまろう"。そう決心して空中に投げたコインは表を上にして卓上に落ちた。～オックスフォード、アメリカン・クラブ（1919年）より～

ペンシルベニア大学教授時代（35～40歳）

1884年（35歳）　米国フィラデルフィアのペンシルベニア大学内科教授へ。ペパー教授と内科病棟責任者となる。オスラー赴任後から病棟での学生の診察する機会は一層広められた。また、剖検を積極的に行い、インターンや学生と死因について検討した。

> 開業医は剖検の機会がないために、病院の医者よりずっと損をしている。機能障害や臨床症状の説明となる標本を注意深く供覧することほど、教育的なものはない。この国では学生に、病理解剖を充分に見せることができない。解剖を見るか見ないかは、成長していく医師のものの考え方に、ひどく関係することになる。
> 今日普通一般にされていることだが、どんな薬でも、これを安っぽく盲信して、これに頼り、いたずらに製薬会社の腹のみを肥やすといったやり方を改めさせるには、長い間の剖検での勉強によって養われた健全な批判力以上には術はない。……
> 若い人は勇気をふるって、学会ごとに標本供覧の役を引き受けるべきである。特に注意して、障害された機能と変化のある構造との関係を追求すれば、どんなにありふれた例でも、剖検の結果から学ぶところがある。〜『医学会の教育的価値について』（1903年）より〜

1885年（36歳）　カナダ医学会会長就任。医療の組織化、地域社会との関連に触れ、予防医学の重要性を述べた。
米国内科学会幹事就任、フィラデルフィア内科医会の図書委員に就任。

1886〜1887年（37〜38歳）　最も積極的に研究に打ち込んだ時代。
血液の研究：「血液の生理学上の問題点について」：血小板、血球の退行変化について、血球と血液凝固の関係についての講演。
マラリア研究：マラリアを「毎日熱」、「三日熱」、「四日熱」の病型に分類。
肺炎研究：「フィラデルフィアの諸病院における肺炎」。米国で肺炎という病気を独立した病気として初めて報告。
結核研究：162体の病理解剖中、48体は結核だった。
腸チフス研究：「フィラデルフィアの諸病院における腸チフス」
神経病と神経症の研究：くる病、小児麻痺、てんかん、痙攣性麻痺などの研究報告。

1888年（39歳）　医療機器会社に筒型だった聴診器から、両耳用の（現代の）聴診器を作らせた（世界初の両耳型聴診器）。

ワシントンでの内科外科学会国際学会で大会長だったリビング博士は、ジョンズ・ホプキンズ大学理事会の医学顧問で、オスラーに医学部創設を依頼。オスラーは、「はい」と即答。

1889年（40歳）　ハワード教授の死。同年、親友のグロス医師（外科医）の急死（後にその妻のグレース夫人と結婚）。

オスラーの教育に対する熱い思い。
> 毎年多数の医者が作られる。しかしその中には、一度も分娩に立ち会ったこともなく、またしょっちゅうなんとか治療をしている日常一般の病気に対して、まったく無知のものがある。病院の病棟の中を一度も見たことのないものさえある。スカルパ三角を足の底と間違えるものさえある。こんなことを思うと私はたまらなくなる。しかも諸君、ある学校経営者はずうずうしくも、その存続を願い、その結果は、非常に神聖なことをこれに値しないものに委ねさせたままにするという、じつに恥ずべきことになるのである。この驚くべき自堕落さを想うと、一般の人びとの中に医学教育への不信がしだいにひろがり、また藪医者、山師、ペテン医者などがはびこることは不思議ではないのである。（日野原重明：『医学するこころーオスラー博士の生涯』、岩波書店、2014より）

同年　ペンシルベニア大学の医学生への訣別の辞「平静の心」を講演。

> 諸君は、人類のうちで最も優れた、かつ王のうちで最も賢者であった、かのアントニヌス・ピウス（ローマ皇帝）が臨終にさいして、人生哲学をAequanimitās（平静）の一語に要約したことをおもいだされるであろう。この平静は、彼がこの世の燃えさかる障壁を乗り越えていまや去らんとするさいの、いかにも望ましい態度であったが、これから世に出んとする諸君にとっても同じく望ましい態度である。平静を得ることはいかにも困難である。しかし成功のさいにも、失敗のさいにも等しくたいせつなものである。この性質を発展させるのはもちろん天稟（てんぴん）でもあるが、われわれ同胞に対する明るい知識もたいせつである。
> またこの性質を養成するには、共同生活者にあまり多くを期待しないこと、古代ローマ人と同じく藪医者を軽信する現代人の誤りに寛大であり、憤慨しないように、患者から気に入らない仕打ちをうけても怒らないこと、他人の欠点は、自分の中にもかくれていることを思い、気に入らない人に対しては無限の忍耐力と、変らぬ優しい愛の心が必要である。（日野原重明：『医学するこころーオスラー博士の生涯』、岩波書店、2014より）

ジョンズ・ホプキンス大学時代（39〜56歳）

ジョンズ・ホプキンスは南北戦争のために巨額の富をものにした商人で、慈善事業家でもあった。教育の場である大学と病院建設に取り組んだが、理事会発足後に死亡し、ギルマン総長が責任者に選ばれた。ギルマン総長が、特に大切にしたことは、建物よりも人材であるということだった。

1889年（39歳） ジョンズ・ホプキンス病院設立、病院での教育に力を入れた。オスラー、ウェルチ、ハムステッド、ケリーの4人は、後にジョンズ・ホプキンス大学の「Big Four」と呼ばれる。（*費用の問題で大学はのちに建てられた）
卒後研修としてのベッドサイド研修を開始。レジデントシステムを構築。レジデントは文字どおり住み込みで勤務した。モントリオールからラフラー医師を招聘し、チーフレジデントにした（のちに最も信頼を置いた愛弟子となる）。
院内スタッフ教育のための月曜夕べの会、ジャーナルクラブ、月1回の医学史クラブを開始。

1890年（40歳） 「住血フィラリア症の一例」を報告。同年、慢性赤痢の患者の肝膿瘍の膿からアメーバを発見。

同年 3度目の欧州留学（5年ごとの脳の塵払い）。

> 神聖な知識欲と、また十分な予備的修練を受けてきた学徒としての臨床医にとって、卒後の教育心を刺激させ、維持させるのに、少なくとも3つのことが必要である。ノートブック、図書館、それに5年毎の脳の塵払い……。〜ジョンズ・ホプキンス病院報（1890）より〜

ドイツで国際学会に出席。コッホの結核菌の治療としてのツベルクリン注射の発表を絶賛。ドイツ医学から学ぶもの、特にミュンヘン大学の医学教育に感銘を受ける。また、ミュンヘンの下水完備が腸チフスの発生を激減させた報告を聞き、一般市民や政治家への啓蒙活動に力を入れるようになった。

1890〜1891年（40〜41歳） 内科学テキスト『内科学の原理と実践』を執筆、発行（初版は2万5千部）。

1891年（41歳） ジェファソン医科大学、ハーバード医学校の教授推薦を断る。
ウィルヒョウの70歳祝賀会。
オスラーがウィルヒョウに心酔したのは、病理学と教育者としてのあり方以外にも、国会での活躍である。彼の努力により衛生対策が活性化し、ベルリンを

伝染病から守ったと言われる。
同年　看護学校の第 1 回卒業式での講演「看護と患者」。

> 患者が病に苦しみ、死に瀕したときは、周囲のものからはなにもされずに放っておいてほしいといった心情になる。そして、土中深く眠る動物のように病人は壁に顔をむけ、そっと平和に死んでいこうとするときに、看護婦がおせっかいしてかえってその病人をさまたげることがある。（日野原重明：『医学するこころ―オスラー博士の生涯』、岩波書店、2014 より）

⇒看護婦が長い教育の期間中に、次第に患者に対する同情を失いやすいことを注意し、「己の欲せざるところを、人になすなかれ」という孔子の言葉で結んだ。

1892 年（42 歳）　グレースとの結婚、ロンドンへの新婚旅行。
グレースは教科書『内科学の原理と実践』が完成するまで結婚しない、と決めていた。
第 4 回小児科学会学会長として出席。

1892 年（42 歳）　ミネソタ大学医学部建設の落成式での講演「教師と学生」。

> ・教師の任務
> 学生を教える外科医にも内科医にもかかっている共通義務は、学生に信頼ある習慣を教えること、ならびに、苦しんでいる同胞である患者を扱う時には、優しさ、忍耐、丁寧さの模範になることである。
> ・医学生への 3 つの人生の道
> 1．誘惑から逃げること、2．方法の真価（システム）、3．徹底する質の問題、そして 4 つ目に謙遜の徳。

1893 年（43 歳）　ジョンズ・ホプキンズ大学医学部の開学。
経済的に開学困難な状況だった（本来は 1889 年開学予定だった）が、婦人募金委員会による 50 万ドルの寄付により決定。条件として、男女同様の入学の機会が約束される。

1894 年（45 歳）　ペンシルベニア大学内、ウィスター解剖・生物研究所開所式での講演「科学のパン種」。

> 実地医家にとって、科学的訓練は、貴重なギフトであり、医師の全生涯のパン種として働くものである。またこれにより正確な思考ができるようになり、「疑う」という賢い能力で精神をきたえるのである。「疑う」というこの賢い能力こそ、不確かな実地診療を行なっている医師を賢くさせ、こ

> れこそ彼を救う唯一のものである。

⇒医師は科学(science)と技術(art)と、さらにこれに加えて、慈悲の心(charity)をもって生き抜かなければならないことを強調した。

1894年(45歳)　マギル大学新校舎開校式での講演「教えること考えること」。

> 大学というものには二つの機能がある。それは教えることと考えることである。……医学部の主な機能は、学生に病気とは何か、病気の特徴は何か、病気の予防法そして治療法を教えることである。(中略)大学が担うもう一つの機能は、考えることである。あらゆる領域にわたる最新の知識を教えること、現在の学問の状態へと発展してきた歴史的過程を教えること、教育のやり方を授けること、以上は大学教師ならほとんど誰でも平素やっている任務である。(中略)望ましい教師とは、自分の専門分野の世界的に優れた研究に精通しているのはもちろんのこと、自らの理念を持ち、それを実行に移す覇気と活力の持ち主でなければならない。

1895年（46歳）　マギル大学学長就任を断る。内科学テキスト第2版発行。息子リビアの誕生。
ジョンズ・ホプキンス大学での教育（第1期生の15名が3年生に進学）。
臨床講義の教材として出された患者を前に、「患者に触れずに、まず見たところを述べなさい。君たちの観察力を練磨するのですよ」。
回復期にある患者や神経質な半病人などで気分転換が必要な者に、元気な、おどけた挨拶をしたり、冗談を飛ばしたりすると、患者は受け答えした。その反対に、重症患者の枕下では言葉することなく、静かに診察して、患者の神経を鎮め、気持ちを安心させるようにふるまった。
毎週土曜日の夜8時には4回生の学生を自宅に招くことを、在学中ずっと続けた。文学を語ったり、英国の偉大な三医人、シデナム、ハーベイ、リナカーの生涯について話して聞かせた。

> オスラーの名前は、彼の科学的研究の上に知れ渡っているが、そのことはただ研究というよりも、心を捕え、かつ刺激する彼の臨床教育のすばらしいわざに負うことの方が大きい。彼は、医学の歴史の中で、教えを受けた学生に対して、彼ほどの強い感化を与えた教師は他にないと思う。~オスラー追悼講演でのウェルチ教授の言葉より~

1896〜1897年（47〜48歳）　学会活動と臨床指導に明け暮れる。
人類の三つの最大の敵として、熱病、飢饉、戦争を取り上げ、腸チフス、マラリアの研究に力を入れた。

> この病気（腸チフス）の発生率は地球社会の衛生的知性の水準の指標とみなして間違いない。よい下水、きれいな水と牛乳によって、腸チフスは発疹チフスやコレラ同様に制覇されるものである。腸チフスも飢饉も解決のめどがついているが、19世紀のいよいよ終わりになっても解決されず20世紀まで持ち越されるものは戦争である。～アトランタ市医学アカデミー「南部における熱性疾患について」（1896）より～

狭心症の論文を発表：当時心筋梗塞や冠動脈虚血の概念がなく、遺伝的また家族性の素因であると考えていた。
総胆管結石の論文を発表：一過性黄疸を総胆管内中に胆石が嵌頓することを説明⇒後に、「オスラー症候群」と記載される。
クレチン症の報告
> われわれが"小人"と呼ぶこの悲劇的な奇形を癒して健康な身体にすることができるのは、動物の生体剖検によって得られた医学の勝利である。この知識は実に幾百という犬や兎を犠牲にして得られたものである。～ワシントン市専門医学会総会「アメリカに散発的にみられるクレチン病」（1897）より～

4回生の臨床指導にて
> 彼（オスラー）は向かい合っての教壇からの講義を一回もしなかった。復唱させるということは一度もなかった。彼は平素割りあてて本を読ませるということもしなかった。学生が生涯を通じて医学の徒となりうるためには、どういうふうに医学を学ぶべきかということを学生時代に知らしめることが一番大切である。～指導を受けたH・A・クリスチャンの言葉より～

1897年（48歳）　ジョンズ・ホプキンズ大学看護学校の卒業式での講演「看護婦と患者」。

> あなた方（看護婦）は、他人には譲渡できない病人の権利を奪い、病人にとって大切な人達を追い払ってしまった。いわば、侵入者であり、変革者であり、強奪者でもある。そして母、妻、姉、妹達は、あの優しい愛の務めが果たせなくなってしまったのである。

⇒オスラーは、心のこもった家族による患者のケアを非常に高く評価して、患者になくてはならぬものとさえ思っていた。

1898年（49歳）　内科学テキスト第3版発行。ジョンズ・ホプキンズ大学医学部長に就任。ペパー教授の死。
高い熱と激しい咳のため、数日間は重篤な状態になる。オスラーは慢性気管支炎を発症。

1899 年（50 歳）　ニューヨーク州医学会での講演「合衆国における腸チフスの問題」で、公衆衛生の強化を訴える。

> この国は、矛盾と逆説の国家です。清潔な国民、自分個人の衛生はかたく守っているのに、公けのこととなるとまったく無頓着な態度をさらけだしている国民、これこそ犯罪です。

同年　マギル大学での講演「25 年後に」。（25 年前に卒業したマギル大学での招聘講演）

> 四カ年間に医学の広い領域をくまなく学ぶことは不可能に近い。われわれはただ原理を示し、学生を正しい道に引き入れ、かつ方法を示し、いかに学ぶべきかを教え、また本質的なものとそうでないものを早く区別しうるように教育するのである。
> またとくに学生に向って、実地診療こそが医業の神髄であり、臨床家はすべからく寛い心と平衡のとれた冷静な頭をもち、また実験室よりも病室についての知識をもつ人でなければならない。（日野原重明：『医学するこころ—オスラー博士の生涯』、岩波書店、2014 より）

> 人生の成功は、医師として適格かどうかにかかっているのはもちろんだが、同時に人間として適格かどうかにもかかっている。（中略）医学生の最後に目指すものは、化学者、生理学者、解剖学者になることではなくて、病気をどう認知し、取り扱うべきかを学び、また、どうして実地医家になるかを学ぶことである。

1900 年（51 歳）　哲学者ジョン・ロックとの出会い（英国でシデナムについて調べていたときに知る）。

> 君たちができる最上の生活をなさい。しかしそのさい周囲の人に不要な立腹をさせないように注意すべきである。また周囲のものの悪弊、愚行、弱さなどにひきこまれぬようにできるだけの努力をなすべきではあるが、周囲のものがあなたの理想からだんだんはずれていっても、それに対して無駄な立腹などはしないほうがよい。〜「人類平和の保存方法」ジョン・ロックより〜（日野原重明：『医学するこころ—オスラー博士の生涯』、岩波書店、2014 より）

同年　エジンバラ大学内科教授職の誘いを（周囲の大反対の末）断る（当時、英国医学会では最高の栄誉ある地位だった）。
……英国への憧れが募る。

同年　結核研究会「ラエンネック」を発足。
結核の臨床、特にボルチモアならびにその他の米国での本症の疫学的調査をして報告することを研究会の目的とし、病院の内科・外科医に限らず、医学生、病院外の医師も歓迎した。

1901年（52歳）　ボストン医学図書館献堂式での講演「本と人」。

> 患者を診ずに本だけで勉強するのは、まったく航海に出ないに等しいと言えるが、半面、本を読まずに疾病の現象を学ぶのは、海図を持たずに航海するに等しい。〔日野原重明（訳）『平静の心―オスラー博士講演集（新訂増補版）』、医学書院、2003より〕

⇒オスラーは非常な読書家であったと同時に、多くの本を書いた著述家だった。

同年　ジョンズ・ホプキンズ大学歴史クラブ例会での講演「19世紀の医学の進歩」。

> この国でよくみられる消化不良の主な原因は不完全に調理され、あわてて食べるという悪い食事習慣のせいである。ここ25年の間に運動療法が若い人の教育に真価を発揮することが認識され出してきた。他の感染症と同様に性病も国の監督下におくべきことを主張すべきである。

⇒生活習慣病の考えを述べた。

1903年（54歳）　ニューヘブン市医師会の百年祭での講演「医師会の医学教育上の役割」。

> 人間とのかかわりでは、家庭医は人の生死の問題に触れるものである。多くの家族に暗黒と絶望をもたらすあの恐ろしい緊急時に重大な責任をもつ者は、家庭医である。「教育とは、一生の仕事である」というプラトンの賢明な言葉を一番肝に銘じていなければならない階層は、何をおいても家庭医である。
> 経験はまちがいやすく、判断は難しい。〜ヒポクラテスの言葉より〜

同年　トロント大学、トリニティカレッジでの合併披露での講演「医学の座右銘」。

> 医療とは、ただの手仕事ではなく技術（アート）である。商売ではなく天職である。すなわち、頭と心を等しく動かさなければならない天職である。諸君の本来の仕事のうちで最も重要なのは水薬・粉薬を与えることではな

> く、強者より弱者へ、正しい者より悪しき者へ、賢い者より愚かな者へ感化を及ぼすことにある。信頼のおける相談相手、家庭医である諸君のもとへ、父親はその心配ごとを、母親はその秘めた悲しみを、娘はその悩みを、息子はその愚行を携えてやってくるであろう。諸君の仕事のゆうに三分の一は、専門書以外の範疇に入るものである。〔日野原重明（訳）『平静の心―オスラー博士講演集（新訂増補版）』、医学書院、2003 より〕

同年 ニューヨーク医学アカデミーでの講演「病院は大学である」。

> 学生の指導の最も重要な部分は、講義にあるのではなくて、患者のベッドサイドにあると私は信じている。「飢えた羊は食べものをもらおうと顔をあげるのに、充分な食物を与えられていない」ということはあまりにもよくあることだ。飢えた羊の学生に与えられてきたのは、病棟というパンではなくて、講義室や階段教室という石ころである。

1889〜1904 年（49〜55 歳）「死の研究」
1900 年からの 4 年間、入院中の患者 486 名の死にゆく患者が、どのような身体的・精神的状態で死ぬのかを、チェックリストで調べた。

> 人間がいよいよ死ななければならないときは、病人はそっとしてもらいたい気持ちをもつものであり、病人にそうしてあげられるのは、専門ナースよりもむしろ、病人の周辺の世話をする親しい人たちである。〜ジョンズ・ホプキンズ病院看護学校卒業式（1897）より〜

1904 年（55 歳） サンダーソン教授の後任として、英国オックスフォード大学へ招聘。
講演集『Aequanimitas』の出版。

1905 年（56 歳） オスラー告別講演「定年の時期」。

> 教授陣が十分に新陳代謝されているか。ひとりの教授を大学が失うことは、それにより別の刺激的な思想がもたらされることになるのではないか。すべて偉大な進歩は、40 歳以下の人間から生まれたということはまさに言えるであろう。一方、世界の歴史をみると、大部分の罪ある行ないは、60 歳代の人間によって作られていることがわかる。

⇒「オスラーは、60 歳の人にクロロフォルムをかがせることを勧めた」と新聞は取り上げ、波紋を呼んだ。

同年　モントリオールでの告別講演「学究生活」。

> 本物の学究人ならもっているはずのものが3つある。真理を知りたくてたまらないという欲望、真理を探求する際のしっかりした不動の信念、そして猜疑心（さいぎしん）、狡猾心（こうかつしん）、嫉妬心のない虚心坦懐な心である。

⇒狂人、詩人、恋する人とともに学生を最も想像力の強い人間であると分類した。

1905年（56歳）　メリーランド州医師会総会での告別講演「結束、ならびに協調」。

> 結局、協調の促進に何よりも重要な要素は、心の態度である。すなわち、それは"愛の心"（charity）である。

同年　最後の送別会でのメッセージ「結びの言葉」。

> 私は3つの理想をもってきた。一つは今日の仕事を充分にすることで、明日のことを思い煩わぬこと。第二の理想とは、私の職業上の兄弟に対し、私のケアに頼っている患者に対して、私の力のある限り、黄金律（己の欲せざるもの、人に施すことなかれ）を行なうことである。第三番目は、成功をしても謙遜の心をもって、悲しんでいる人のために、いつでも勇気をもって接し得るような、その平静な心を養成することであった。

オックスフォード大学時代（56～没70歳）

1905年（56歳）　トマス・ブラウン銅像除幕式と、トマス・ブラウンに関する講演。

1906年（57歳）　ハーベイ記念講演「真理の成長―血液循環の発見に示された」。

> 歴史の中で真理を成長・発展させた人々がどう生きたかをよく知らなければならない。科学の真理は、それが公表される時代の他の科学のレベルにより制約されている。真理というものは、どこであろうと最初に姿を見せたときただちに賛成投票を投げられることはめったにない。

⇒ハーベイの血液循環説は激しく非難され、認められたのは死後15年以上経ってである。

1907年(58歳) オスラーの母の100歳での死。

1908年(59歳) リナカー記念講演(リナカー:ヘンリー8世の主治医で、王位医師会の創立者)。リナカーはオスラーが最も尊敬していた英国医師の1人で、リナカーの2つの特色、第一にヒューマニストとしての医師、第二に文法学者としての業績について講演。

> 病気を研究することは、数学の研究と同様、大学の仕事の一部ともいうべきである。地域病院と大学の二つの施設が緊密に結ばれることこそが、科学と実地医療の結合の一番の保証であり、この結合を要求するのは、現代の地域住民の権利でもある。

同年 ジョンズ・ホプキンズ大学ギルマン総長の死。

1909年(60歳) 英国医学司書協会発足。講演「卒後の研修の場としての医学図書館」。

> 私たちができる最上の仕事は、地方や町にすでに存在する小さな図書館の組織の保存・拡張にあると思う。これらの多くはすでによく保存され、よく管理されている。

⇒読書することがいかに医師の卒後の自己学習に必要であるかということを述べ、読書が生活の中に習慣化されるべきことを強調した。

1910年(61歳) 持病の腎結石に悩まされる。

同年 王位医師会主催ラムレイ記念講演「狭心症」。
狭心症を冠動脈や分枝の攣縮によるものと考え、レイノー病に似たものという仮説を立て、労作時に起こる胸痛を間欠性跛行症にも類似したものと考えていた。

同年 ノーサンバランド・ダラム医師会の年次大会での講演「大学活動の中での病院の位置づけについて」。

> その域において一つの病院がどのような役割をしているかということについてまず述べてみよう。
> 第一は、病人や災いに出会った人々の治療のため、第二は、病気に関する問題点の研究のため、第三には、医師やナースとして人々に奉仕する男女を訓練するという三つの役割である。

たいていの病院はこの目的の中の第一だけを果たし、たまには第三のことを果たす。しかし、病気の問題点を研究し、また医学の技術を男女に訓練するというのは、大学のやるべき事項に属するという考えには、誰もが当然だと納得するであろう。

⇒英国の病院の欠陥は病理学・細菌学・化学・血液学・顕微鏡学であると、実験室の施設の乏しさを強調した。

1911年（62歳）　准男爵の位が贈られる。

1912年（63歳）　最後の渡米。各地で講演、古本の収集。

1913年（64歳）　エール大学での日曜説教「生き方」。
この説教は米国、カナダでは講演集から切り離されて、単独の小冊子として若い医学徒の間で、今でも読まれ続けている。

①習慣：人生とは習慣である。習慣とは、長い練習と多くの失敗を犠牲にした後に獲得した力である。同じ大原則が精神的・道徳的状態にも当てはまるのである。
②防日区隔室：私が述べようとしている生き方とは、長期にわたり、規律正しい反復によって、しだいに得られる一つの習慣なのである。それは、その日一日だけを、その日の仕事のために生きることの実践にほかならない。つまり、「防日区隔室の中の生活である」。
③過去を閉め出せ：昨日までの日々を閉め出しなさい。その日々は、愚か者たちに汚された死への道を案内するものであり、諸君ら各自に対しては、意識の上では何のかかわりあいもないのである。
④一日をキリストと主の祈りで始めよ：魂は思想によって染められるように、世界の最高の文学と接触なしに毎日を過ごそうとしてはならない。人格を形成し、人格形成に際しては、聖書に触れることが今も昔ながらの力となるであろう。
⑤集中すること：一日一日の仕事をなす場合に、前後の煩いから隔離されて、集中してものごとをやる技能を習得すべきである。〔日野原重明（訳）『平静の心―オスラー博士講演集（新訂増補版）』、医学書院、2003より〕

⇒この講演では若き日にジョンソン牧師と出会い、ハワード教授の自宅で出合ったカーライルの言葉も伝えた。

私がモントリオール総合病院に勤務していたときで、将来のことについて、一つは卒業の最終試験について、もう一つは卒後どうしたらよいかについて、悩みぬいていたときであった。私はカーライルの書を取り上げ、開い

たページに次の見慣れた文章を見出した。そこには「我々の重要な仕事は、遠方にかすかに存在するものを見るのではなく、目の前に明瞭にあることを行うことである」とある。

1913年（64歳）　ジョンズ・ホプキンズ大学看護師のための講演

> あなた方の知識の光に明かりをそえるのに、秘法の七つの徳があります。気転、清潔さ、寡言、思いやり、親切さ、明るさ、これらのすべては、慈愛（charity）によってつながっているものです。

1914年（65歳）　第一次世界大戦勃発。
オスラーは軍病院を監督し、避難民を受け入れた。息子リビアはオックスフォード大学に入学したが、すぐに学内の学徒隊で軍事訓練を受けた。

1915年（66歳）　オスラーの親しかったブリュスター夫人への手紙より。

> 「リビアは10日前に出兵しました。……現在4人の甥が戦場に、5人の親戚の者が第三カナダ分遣隊員としてやってきていますので、これから先はいろいろ心配ごとが増えそうです。」

1915年（66歳）　メイヨー医師との文通。
メイヨークリニックは、1819年生まれの英国人医師ウィリアム・ウォーラル・メイヨーが、たまたまロチェスター地方に竜巻が起こったとき、災害の救援医として出かけた（1863）ことから始まり、父と2人の息子の3人で発展させた。オスラーは長男のジェイムズ・メイヨーと文通を交わした。
オスラーは同じ大学出だとか、同じ地で働いたといった関わりに気をとめず、積極的に仕事をし、研究をしようとするグループに対しては、学閥、地域閥などを超えた交わりを持ち、激励した。

同年　リーズ医学校での講演「科学と戦争」。
連合国とドイツの戦いについて話す。

> われわれのようにドイツに非常な親しみをもち、科学へ寄与して世界中の研究者を潤してくれたドイツの学者たちとの間に終世の友情を契るものにとっては、なおさら残念至極なことである。
> 長い地球上の歴史を回顧すると、この今ほどいやな年は過去にはあまりなかったであろう。人々は、怖れや、やがては襲いくるさまざまな不幸におびえて、心を悩ませている。

1916 年（67 歳） 公立学校科学教官協会での講演（英国教育学会）

> 医師と呼ばれるに値する医師がいったい、ヒポクラテスの精神なしに存在するだろうか。よく昔から言われてきたことだが、教える（instruction）ということは、教育の中では決して大きな部分ではない、というのは、もっともなことである。師の言葉によってではなく、師の生活そのものが若い弟子の人格を形成するのである。

⇒オスラーは手紙を書いたり本を読んだりすると、いやな戦争のことを忘れられるので、このときたくさんの手紙を書いた。

1916 年 息子リビアの第一線への出陣。
ロイズ週刊誌への寄稿「音のない単位」。

> 沈黙の一単位、その一粒の麦が戦争をやめさせる。この世の危機に際して、これを救うのは一人一人の働き手の精神なのである。

⇒「一粒の麦は音なく地に落ちるが何千種の麦を一緒にして落とすと大きな音がする」の例え。

1917 年 リビアの一時帰国。
リビアは 10 日間の休暇を与えられ、7 カ月ぶりに実家に帰った。父オスラーと釣りや読書をした。

1917 年（68 歳） 司書学校での講演「大学における司書学校」

> 著者と著作というものは、必ずいっしょに学ばなければなりません。モンテーニュの場合もそうであるように、著者はその本であり、その本はその人であるからです。

同年 8 月 29 日 リビア戦死の悲報が入る。胸腹、大腿に多数の銃弾を受けて戦死。「さあ、これで家に帰れる」という言葉を遺したという。
息子リビアが戦争で亡くなった知らせを受けた 4 日後の月曜日、いつものように病院での回診で、オスラーの週 1 度の回診を心待ちにしている患者がいる。彼の回診は患者の心から死の暗い影をふきはらい、希望と自信とを与えるものであった。
オスラー夫人は悲しみの中に立ち上がろうとして、仕事にひたむきになっている主人の姿を見ると、どうしようもなくやるせない気持ちになった。

1918 年（69 歳） カナダ陸軍病院衛生部隊の将校への講演「政治と医業」。

> 諸君は2人の主に仕えること能わず。政治的医師は医業または政治のいずれの面でも成功することは稀である。支えるべき家をもち、続けるべき臨床をもつ普通一般の医師には、飲酒や投機同様に政治にかかわらせないようにすべきである。社会の全体の利益をわきまえ、正しく生き、明晰な考えをもつ市民であることでもって、医師は、社会的並びに政治的感化の最もよいものを与えることができるのである。

同年 死の近い少女ジャネットの往診。

> 死を前にした少女に薔薇の花を贈り、いつまでもきれいではいられず必ず死が訪れることを悟らせた。その診療後の姿をクッシングのオスラー伝では、ウィリアム卿がこの部屋を出て、姿勢をまっすぐにのばし、妖精の役を終えたとき、彼は口笛を吹かなかったにしろ、泣いたであろうと想像される。というのは、彼にはこれが少女との最後のお訣れであることがわかっていたからである。~クッシング「オスラー伝」より~

同年10月 第一次世界大戦終戦。

1919年（70歳）
オスラー最後の回診：オックスフォード大学ラドクリフ病院でのインフルエンザ肺炎で亡くなった患者の解剖に立ち会った。
オスラー最後の講演：オックスフォード大学の神学校での古典協会にて「古き人文学と新しき科学」。

> 1915年の毒ガスの使用開始というぞっとするような経験のあと、何と人間の心は変わったことか！われわれは、今までの戦争では、あれほどまでの残忍行為に落ち込むことは到底できなかったことである。
> いわゆる人文学者は科学の知識を持たず、科学は残念ながら、人文学を欠いている。
> 医学の父ヒポクラテスの書いたものの中に次の一文がある。人間への愛のあるところに、技能への愛がある。博愛主義と技術愛——真の同胞愛に、一人一人が連なって働くことの喜び——なんと忘れがたい文章だろう。

⇒オスラーはニクロスの発明した毒ガスのことを「人の子らを殺りくする気体のたくらみ」と呼び、永遠に廃止すべきだと強く提案した。

同年 70歳の誕生日会
『ランセット』誌での紹介：
> オスラーほどに魅力的な講演ができ、親切な忠言を与え、心温まるユーモ

アのある医人は、他にあっても、稀であろう。心がさだかでない時にオスラーの Aequanimitas（平静の心）を読むと、常に霊験あらたかである。彼の無限の数々のたまものについては、いくらでも述べることがあるが、そのことは彼の 100 回目の誕生日に譲ろう。

オスラーの返しの辞：
私の生涯を通しての良き指導者は、――もちろんトマス・ブラウン卿であるが――感謝すべき数多くのことの中に、片手を天に挙げて誓って言えることは、私が正直な両親の下に生まれたこと、中庸と謙虚と忍耐と真摯とが同じ卵の中にあって、それらと一緒に私は卵から出てこの世に生まれてきたということです。
この医業を愛し、その将来を熱心に考えつつ、私は今日まで、その中に、またそのために生きることに満足してきました。

同年 7 月　誕生会直後体調を崩し、病床生活へ。そして最後の時。オスラーの自己診断。

先日の夜、11 時に急に肋膜炎が起こった。穿刺を受けた。そのときは火が出るようだった。咳をしたり、深呼吸すると痛む。だが 12 時間たったらひどい咳発作が起こって、肋膜の付け根の所がすっかり切れてしまった。ところが、痛みは、そのあとずきずきしなくなった！　だが、そのあと息をしたときに乾性摩擦を感じ、乾性ラ音のように自分に聞こえる。実に奇妙な発作だ。いろいろ気管支炎の治療をやってみたが、どれも無駄だ。咳を止めるのに何とか効いたのは阿片水を一飲みするとか、モルヒネの皮下注射とか。～ボルチモア時代の秘書であったハンプトン嬢へあてた手紙より～

同年 12 月 29 日　死の前夜、フランシス医師はオスラーの枕元で静かに本を読んだ。

コールリッジの抒情民謡のなかから何か読むように頼まれ、
私は「老水夫の歌」の最後を読んだ。
　　　大きいものも、小さいものも、
　　　すべてのものを
　　　一番よく愛するものが
　　　一番よく祈る……

オスラーの遺言：死後剖検をしてほしいこと、その執刀者のこと、医学標本館で働いてた少年エドウィンに立ち合わせること、自分の脳をフィラデルフィア

の脳神経研究施設のウィスター研究所に寄付すること、死体は火葬にして、その灰はモントリオールのマギル大学部図書館に寄贈する自分の本の本棚の上の木のパネルの中に保存してほしい。

あとがき

最初の1分間で心をつかむ

　臨床医になり 30 年が経った。若い頃には気がつかなかったが、最初の 1 分間で患者の心をつかむことが非常に大切だと 50 歳になった頃から強く意識するようになった。まだほとんど何も話していないのに、初めて会った店員やクラスの同級生に対して、「気が合いそう」と親近感を覚えたことは誰にも経験があるだろう。

　いったい何が、人の心にそのような感情をもたらすのだろう？

　「笑顔」「誠実」「知性」が、第一印象の重要な要素となっていると思う。人を幸せにする笑顔、信頼を与える誠実な振る舞い、プロフェッショナルを感じさせる知性により、人は大きな安心感を得るのである。

　不安な気持ちを抱いて訪れる患者には、「大変だったですね。今日来ていただいて本当によかったと思います」と心から共感し、手を握りしめるのがよい。心が通わなければ、重要な情報は聞き出せなくなる。患者は信頼できる医師にしか大切な情報を話さない。

ソフトスキルを高める

　初期研修医の選考試験では、院長、副院長、指導医、若手医師代表、看護部長、事務員が集まり、マッチングの順位づけをする。たいていは会議が始まり最初の 10 分で、ほぼ満場一致で病院側の上位希望者が決まる。

　若手医師が最も親密に医学生の面倒をみる。したがって、病院幹部は若手医師の意見を重視する。院長は試験を受けに来た医学生と面接時に 10 分くらいしか会っていない。事務員は病院見学時の応対しかしていない。ところが、である。不思議なことに、若手医師の意見と他の選考委員の意見はほとんど一致する。初対面で短時間に形成される人物評価

と、数日間を一緒に過ごし獲得される人物評価が、ほとんど変わらないことを意味する。

　面接では、学校の成績や小論文のような客観的に測定ができる「ハードスキル」よりも、測定はできないが人間社会の円滑な営みに大切な「ソフトスキル」がより重要と言われている。コミュニケーション力、説得力、時間厳守、チームワーク、規則を守ること、ユーモアだけでなく批判的な思考、失敗からはい上がる力、自己と上司を管理する能力も、ソフトスキルに含まれるという。

病歴と身体診察の重視

　最近、友人の中野弘康先生（大船中央病院）が紹介してくれた論文「Hyposkillia: deficiency of clinical skills」〔Tex Heart Inst J. 2005; 32(3): 255-7〕にとても感銘を受けた。著者の Herbert L. Fred(1929〜2018) は、1954 年にジョンズ・ホプキンズ大学医学部を卒業し、1971 年からは University of Texas Health Science Center at Houston の教授として、60 年以上も情熱的に医学教育を行っている。

　十分な病歴聴取や正確な身体診察ができない、得られた情報を批判的に考察することができない、臨床推論ができない、適切な治療計画が立てられない、コミュニケーション能力が低いという「臨床能力が欠如した医師」が増えていることを、Fred 医師は嘆いている。

　「彼らは、あらゆる種類の検査や手技をオーダーすることを習うが、いつオーダーするべきか、結果をどう解釈すべきか知らない」「詳細な病歴や身体診察を省けば、患者と医師の絆は希薄になるのだ」と、Fred 医師は述べている。

日本の医療機関では、短時間にたくさんの患者を診なければならない。検査や薬を出さなければ利益が出ない。医療被曝によるがん発生のリスクがあるにもかかわらず、患者はCT検査を求める。救急室のナースからは、「先生、検査と治療の指示はまだですか？」と非難され、短時間にできるだけ多くの患者をさばく医師が評価される。

　このような社会的プレッシャーの中、私たちはオスラーの目指したベッドサイドでの実践的な教育、問診と基本的診察を大切にした心温かい医療を目指さなければならない。そのトレーニングこそが、病気ではなく患者を治療することであり、医師の臨床能力をさらに向上させることができるのである。

2018年12月

山中克郎

あとがき

　私は、研修医のときにオスラー先生の『平静の心—Aequanimitas』を初めて読んだ。私のメンターであった指導医から勧められたので、近くの医学書店で購入した。そのときは最後まで読むことはできなかったし、読んだところでも理解できなかったことも多かった。それから指導医になるまで、ときどき少しだけ読んでみたりしていた。自分の机上の本棚で最も目立つ所に、この本を置いていた。「この本は重要なことが書いてあるのだから、一生かけてこの本を何度も読み返すべきだ」、となんとなく思い、「良い本は何年もかけて読めばよいのだ」、などとも考えていた。

　時は過ぎ、私は指導医となった。そして初期研修制度が導入されることが決まりかけた頃、研修委員長のアドバイスもあり、私は臨床研修指導医養成講習会の合宿のために、沖縄から軽井沢に出かけた。真冬の1週間もの合宿だったので、何か本を持って行くほうがよいだろうと思い、『平静の心』を持って行った。この本を購入して約10年経っていた。軽井沢の合宿は雪に閉ざされたホテルで行われたため、そのときに初めて、私は最後まで読み通すことができた。昼間は医学教育の集中的な勉強をグループで行い、夜は『平静の心』を読む、今から思い出すと、とても贅沢な軽井沢合宿だった。

　そしてなんと、合宿最終日にサプライズがあった。この本の訳者であり、オスラー先生を日本に紹介された日野原重明先生が、その合宿の総括講演をしてくださったのだ。ご講演の中で、日野原先生は『平静の心』のなかの重要なメッセージをわかりやすく解説しながら、現在の医学教育の課題に対して適用して、その画期的ソリューションをご提案されて

いた。その瞬間に、私は将来日野原先生に必ずや弟子入りすることを決意し、数年後に、沖縄から東京の日野原先生のお部屋を訪ねた。

　そこで弟子入りを志願し、3年間は日野原先生の病院と研究所で勉強をすることができた。たいへん貴重な3年間であり、私の一生を変えた。

　その後、私の書棚の真ん中には、相変わらず『平静の心』を置いていたが、初めてこの本のことを皆で熱く語ることができる機会を偶然にも得た。山中克郎先生、平島修先生、医学書院の方々との、ある勉強会での反省会の席であった。そして本書の元となる連載が、『総合診療』誌で開始された。『平静の心』のなかの重要なメッセージをわかりやすく解説しながら、現在の医学や社会の課題に対してこれらを適用して、そのソリューションを提案することができれば、という企画である。軽井沢で日野原先生がやってくださったことを我々が引き継ぐことができて、とても嬉しい。山中克郎先生、平島修先生、医学書院の七尾清氏、野中良美氏、そして関係者の皆さまに心より感謝を申し上げる。

2018年12月吉日

徳田安春

あとがき

　"日本のウィリアム・オスラー"とも言うべき、故日野原重明先生（聖路加国際病院名誉院長）がオスラーの講演集を翻訳し、『平静の心──Aequanimitas』として出版されたのが1983年である。私は医師8年目のときに、2012年内科学会総会で日野原先生の講演を初めて生（なま）で聴講した。当時100歳を超えた日野原先生は、60分間もの長い間一度も休むことなく、杖もつかずに立って講演をなさる姿は超人的で狂気すら感じられた。その言葉の端々に出てきたのが、オスラーの話だった。

　無知だった私は、慌てて本屋へ急ぎ『平静の心』を手にとり、パラパラとページをめくった。分厚い本で、文字が小さく、聞き慣れないギリシャ人の名前などが出てきて、難しい本である、という第一印象をもった。しかし、パラパラとめくるページの中に、「医学生は病院で働きながら学ぶべき」「愛の心」「地域医療のために必要なこと」「今に生きる」といった、心に刺さる太字に目が止まった。10年以上の先輩医師のほとんどがこの本について知っており、なかには「大学の入学式で、医学生全員に手渡された」という先輩もいた。しかし、同世代のほとんどの医師は、この本の存在を知らなかった。とにかく「これは、読破しなければならない。医療人のバイブルに違いない！」と思い、何度も挫折しながら、1カ月ほどかけて読んでみた。アリストテレスやプラトンといったギリシャ時代の偉人や聖書からの引用が多く、通読しても難解な内容が多く、その都度立ち止まったが、150年という時空を超えても心に刺さるオスラーの言葉は、私のページをめくる手を完全に止めることはなかった。特に「実践が大事である」という医学教育に関するオスラーの提言は、今も変わっていない問題点と感じた。そして、オスラーの言葉は、われわれ医療人としての生き方を照らし出す羅針盤のように感じた。

この本は、"決して忘れ去られる本であってはならない"貴重な本であると確信したものの、「では、どうしたらよいか」というもどかしさを抱えていたとき、あるセミナーで一緒になった徳田安春先生、山中克郎先生に相談してみると、なんと全く同じことを感じていらっしゃった。即その場で、「現代の人にも伝わりやすい形に変えて連載しましょう」という話が、出版社との打ち合わせで決まった。

　そのためには日野原先生の許可をいただく必要があると、面談をお願いしたところ、快く受けていただき、2016年の夏、日野原先生（当時104歳）のもとへ3人と医学書院担当者と伺った。まさか、翌年に日野原先生がお亡くなりになるとは思いもよらないほどの元気なお姿だった。日野原先生に、『平静の心』の本に感銘を受けたこと、そして勇気を出して率直に、大変読みづらい本であったことを伝えたところ、「そうなんだよ、オスラーの文章は非常に難解で、あの本は翻訳するのにとても苦労したんだ。だから、訳者注の数をみてもらったらその難しさがわかるでしょう。本当に苦労したんだよ」と、笑みを浮かべながらおっしゃった。しかし、この本の内容は、医療人として、教育者として必要な教訓が散りばめられており、「どうしても後世に伝えてゆきたい！」と相談すると、日野原先生は「上から下に教えることだけが教育ではない。共に学ぶことが真の教育なんだよ。わかりづらい内容ならば、一緒に読みなさい」とお話しになり、ハッとさせられる思いだった。そして、貴重なお話を持ち帰り、徳田先生、山中先生と3人でタッグを組み、セカンドとして医学書院の野中良美氏、七尾清氏の多大なるお力添えにより、この連載・書籍化が決まった。

　オスラーの死後100年の間に、彼がおそらく想像し得なかったほど、医学は進歩した。そしてこれから先、医師の仕事の多くはAI（人工知

能）に取って代わられるのではないかとすら言われている。技術革新の激動の真っ只中の今だからこそ、初心とも言うべきオスラーの言葉は、我々の心を揺さぶるのではないだろうか。そして、これから100年後も、オスラーの言葉が受け継がれることを願う。

2018年12月

平島　修

日野原重明先生が2017年7月18日にお亡くなりになりました。105歳でした。オスラーの偉大な思想を日本の医師に幅広く伝えようとされました。日野原先生の遺志を引き継ぎ、私たちは若き医師たちにオスラー哲学を伝え続けたいと思います。
ご冥福を心からお祈り申し上げます。（山中克郎・徳田安春・平島　修）

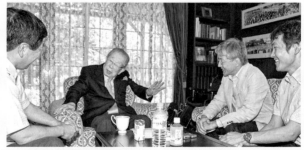

中央に日野原重明先生（104歳）を囲んで、（左から）徳田、山中、平島（2016年8月10日、聖路加国際病院・トイスラー記念館にて、『総合診療』誌での連載開始のご相談）

索引

欧文

art of detachment　17
bed-side teaching　54, 90
charity　139
concord　138
crackles　40
ECFMG（educational commission for foreign medical graduates）　49
Error is human　20
feedback sanction　23
grace of humility　19
grit　112
incessant watch　23
M&Mカンファレンス　19
────, Quality　20
MKSAP　147
peace　136
Physical Club　63
platypnea　117
quality of thoroughness　146
unity　135

あ行

アーサー・コナン・ドイル　55
愛の心　139
アウトプット　151
悪徳　137
アスクレピオス　37
────の杖　37
アベイラビリティ　14
アベイラビリティ・バイアス　14, 22
アルフレッド・アドラー　79, **89**
アンカリング　14
アンカリング・バイアス　14, 22
怒り　**2**, 96
生き方　120

医師－看護師関係　8
医師－患者関係　6, 7
医師同士の人間関係　108
医師としての資質　94
遺伝性出血性毛細血管拡張症　118
稲盛和夫　78
内なる心の教育　84
叡知　**86**, 99, 125
────, 経験の伴った　21, 24
エラーの予防　20
黄金律　12, 74
オーバーコンフィデンス・バイアス　22
緒方洪庵　116
オスラー病　118
お腹のロマンス　70

か行

海綿型の読書家　27
科学　127
科学的訓練　31
科学のパン種　30, **32**, 33
────, 指導医と　34
学究生活　100
皮袋型の読書家　27
看護師－患者関係　8, 11
教育　**34**, 44, 56, 60, 61
────, 医学部　44
────, 病院の　49
協調　138
グリット　112
クリニカルアパチー　47, 48
クリニカルクラークシップ　45
経験の伴った叡知　21, 24
結束　135
健康　105
研修　81

189

研修病院説明会　47
謙遜の徳　16, **19**, 23
五輪書　15
コンファーメーション・バイアス
　　　　　　　　　　　　22

さ行

システム　52
自然治癒説　38
習慣　78, **121**
集中力は成功の秘訣　80
受動型　96
受動衝動型　96
生涯学習　**15**, 144
衝動型　96
症例メモ　21
人生　120
診断エラー　14, **21**
真の知識　62
進路　81, 83
砂時計型の読書家　27
戦争　105, 126
　──と報復　132
早期閉鎖（早熟閉鎖）　14
ソクラテス　36, 77

た行

体液病理説　37
大学講師の分類　59
たゆまぬ監視の眼　**23**, 103
超然の術　16, **17**, 20
直腸診　92
定年　87
デカルト　79, 113
徹底の質　146
闘魂外来　45
道徳的壊死　23
トーマス・カーライル　79
読書家の型　27

な行

夏目漱石　78, 127, **130**, 132

ニューエリート　104
ニュートン　39
認知バイアス　14, **22**

は行

肺炎　141
破壊的行動　96
博愛　139
ハッスル・バイアス　22
日野原重明　85, 95, **106**, 114
ヒポクラテス　36
不安　2
フィードバック制裁　23
福沢諭吉　63, 116
プラトン　32, **36**, 61
篩型の読書家　27
プレマチュア・クロージャー　14
平静の心　2, 75, **94**, 98, 124
平和　126, 136
ベッドサイド・ライブラリー
　　　　　　　　　　　85, 114
　──, 日本の医学生のための　115
ベッドサイド教育　54, 90, 148
勉強法　144, 147, 150
防日区画室　122

ま行

宮城征四郎　80
無関心　137
無知　137
メタ認知　22
モラルネクローシス　23

ら行

理想　4, 12, 72, 74, 75, 76, **106**
　──の追求　35
理想的な医師　100
臨床の無感動　47, 48
倫理問題　129
ルール・バイアス　22
ロールモデル　84
ロバート・ブラウニング　**65**, 77